福田稔の
気血免疫療法
やらんばなるまい 医療革命!!

福田　稔　松田博公

静風社

はじめに

〜人間は治るようにできている〜

　先日、親しいライターさんが新潟に電話を掛けてきたとき、私は松田さんへの伝言を依頼した。「薬をやめれば、アトピー性皮膚炎は必ず治る。人間は、治るようにできている。そのことを確認する本をつくってほしい」と。
　アトピー性皮膚炎は、いまや国民病、世界病である。適度な運動や緊張感を与えてくれる自然環境から離れた生活、清潔症候群による皮膚の洗い過ぎ、砂糖の過剰摂取を含む間違った食事、精神の安定の欠如など複数の原因が絡んで発症する文明病である。
　本来、人間のからだの交感神経と副交感神経の働きは、太陽の恵みを受けて地球が作り出す昼と夜、四季のリズムに同調してバランスを保っている。生活の偏りからそれが狂い、副交感神経が過緊張でリンパ球が多すぎるからだになると、アレルギー現象が起きるのである。
　しかし、認識すべきなのは、発赤、腫脹、かゆみなどのアレルギーによるつらい炎症状態は、からだが治ろう、治ろうとしている治癒反応だということである。だから、汗をかく運動や規則正しい睡眠、砂糖断ちに努め、皮膚の洗い過ぎをやめ、精神の安定を図り、そのうえで自律神経を整えて治癒反応を促進し、血流をうながしてやれば、アトピー性皮膚炎は完治できるのである。
　私はこの見通しのもとに、1996年、外科医のメスを捨て、その後、自律神経免疫療法と名づける、新しい医療の世界に乗り出した。薬は出さない。

はじめに

　手に持つのは注射針1本。といっても、注射をするわけではない。これは、患者の手足や頭からわずかに血を出す中国古代から伝わる刺絡という療法のための針なのである。頭の中には、その2年前から新潟大学の免疫学教授・安保徹さんと共同で仕上げた「福田－安保理論」があった。

　東北大学医学部講師・故斎藤章先生は、不遇な環境下で自律神経と血液中の顆粒球、リンパ球の働きは連動するという画期的な発見をしていた。安保さんと私は、それを引き継ぎ、高気圧の時には、交感神経が過緊張になり顆粒球が増えて虫垂炎が劇症になるという私の研究を盛り込んで、あらゆる病気の成り立ちと治癒のプロセスを説明する理論を作りあげたのである。病気の原因は、ストレスによって自律神経が失調し、自然治癒力が衰えることであり、自律神経を活性化すれば、病気は改善する。できあがった理論は、そう教えていた。

　しかし、理論はできたものの、どうすれば自律神経をコントロールできるか、肝腎かなめの治療法が分からなかった。西洋医学にはそれができる薬はない。漢方薬を試してみたが、うまくいかない。いろいろと試行錯誤をするうちに、安保さんの大学時代の級友・加藤信世さんが、横浜に交感神経、副交感神経を操作し病気を治している浅見鉄男という医師がいるという情報をもたらしてくれた。方法は刺絡という、初めて聞く名前だった。半信半疑のまま、浅見さんが川崎で開いていた研修会に行き、治療を見たときの驚きは今も忘れない。

　浅見さんがアルコールに浸した脱脂綿と注射針を操作し、安保さんの手の指の井穴と頭の数ヵ所から血を少し取ると、それだけで、即座に肩こりとドライアイは治ってしまった。私は震えるほど感動した。二十年間、胃を切ればがんは治ると信じてやってきたが、再発する人ばかりで、医者をしているのがいやになった時に、浅見さんの刺絡療法に遭遇したのだ。その場で覚えたやり方を、翌日から患者さんに施していた。こうして、現在の気血免疫療法に繋がる18年間の新たな医療人生が開始されたのである。

だが、道は平坦ではなかった。初期段階のアトピー性皮膚炎は、この方法ですぐに軽快した。しかし、多くの患者は10年、20年と西洋薬のステロイドを処方されている。急にステロイドを断ち、刺絡療法に切り替えると、リバウンド症状が激しくなる。その対応にも苦慮したが、瞑眩にも悩まされた。刺絡療法が効いてくると、蓄積したステロイドを排出しようとして、からだは湿疹、かゆみを増す。お化けのような顔になった患者は悪化したと思い、ここを乗り越えろよ、大丈夫だからと励ましても脱落し、ステロイド療法に戻る人も出てくる。今なら、ステロイドは毒だ、毒出しすれば治るんだ、運動して汗をかけと明確に言えるのだが。そうこうするうちに、この苦闘の場であった新潟県新発田市の温泉病院から追い出されてしまった。

　自宅で開業した私のもとに、こじれたアトピー性皮膚炎だけでなく、潰瘍性大腸炎、パーキンソン病、そしてがんといった「難病」の人たちが次々とやってくるのに、それほど日はかからなかった。ほんとうは「難病」なんてものはないのである。西洋医学の薬では治らないから「難病」と定義しただけであって、万病の元であるストレスを避け、それ自体が病気を作り出す鎮痛剤、ステロイドなどの薬をやめ、自律神経失調と血流障害を除けば、病気は自然に治るのである。ナポレオンではないが、私の辞書には「難病」はない。治るからである。

　そのうち、訪れる初期のがん患者の中に、がんが消える人も出てきた。痛い刺絡治療に耐え、自分でも食事や運動に気を配り、ストレスに満ちた仕事から退くなど生活を変え、家族関係の改善など精神の安定を心がけた人たちである。抗がん剤・手術・放射線の3大療法を受け、免疫力が落ちてしまった患者は、刺絡治療でも必ずしも期待通りにはいかない。

　しかし、その後の私の療法の改良によって、「末期」とされた人々の中にも、がんと共存する人が増えている。医者が「末期」だとか、「余命何ヵ月」とかいうほど傲慢で神を畏れぬ態度はない。人間は、余命宣告などそっちのけで生きていく、たくましい生命力を持っているのである。

はじめに

　やがて私の療法に、メディアが注目し始めた。雑誌や新聞が取り上げ、「これで医療は変わる」と希望が湧き、機運に乗って自律神経免疫治療研究会も結成された。毎日、患者が列をなし、多忙を極める臨床がピークに達した2001年、私は突然、心筋梗塞と脳梗塞に襲われて倒れ、心臓手術を経て復帰したものの、続いて本格的なうつ症状に陥ったのだった。思えば、私自身が傲慢になっていたのである。

　医療の歴史というのは、西洋医学、東洋医学を問わず医療家、専門家が大きな顔をしてきた歴史である。「俺は治せるんだ」「俺は治したんだ」と思い、患者はその前にひざまずく。医者が治しているんじゃない、治す主体は患者自身なんだ、あなた自身の中に治す力があるんだという認識が乏しくなってしまう。自然治癒力というベースの上で初めて、医学も医療も成立していることを忘れてしまう。私も、いっぱしの名医気取りになっていたのかもしれない。だから、いっぺんにしっぺ返しを受けたのである。

　うつの克服は厳しい試練だった。もう生還できないという気分になり、落ち込み這い上がれなかったことも何度もある。それを助けてくれたのは、またしても人との出会いだった。一人の気功術に堪能な鍼灸師が現れ、私の治療をしながら、からだは「頭寒足熱」になれば治る、と教えてくれたのである。私は徐々に回復していった。3年間、うつを乗り越えるために苦しんだ体験が、人間は治るようにできているという直感を確信に高め、人間観、生命観を豊かにし、臨床のわざをいっそう深化させてくれたのである。

　復帰した私は、前よりも患者に触れて治療ラインを把握し、一つの場所と他の場所の関連性に注意し、全身は繋がっていることが実感として分かるようになった。そして、福井県の道元の修行寺に参詣した時、仏像の光背を見て、後頭部のつむじこそ、天から気が入るところであり、全身の血流の改善に大きな役割を果たす結節点だという啓示を得て、つむじ療法に開眼したのである。

　私の患者たちは、がんを抱えた人であっても、病気になったからこそ、人

生を活き活きと生き直すことができる、病気に感謝していると語る。私が心身ともによみがえり、新しい人生を始め、つむじ療法を軸とする気血免疫療法に到達できたのも、病気のおかげである。病気とは悪ではない。病んだ時に病気とじっくり付き合うことは、前よりも健康になってよみがえるために、必要で大事なプロセスなのである。だから、病気は単に早く治ればよいものでもない。ましてや、治ればよいだけのものでもない。治し方も重要である。それも、現代医学がまったく見落としていることなのだ。
　例えば、西洋医学が処方する風邪薬で対症療法的に治ったからだは、熱が下がり、鼻汁が収まったとはいえ、冷え切っていて健康とはいえず、風邪の後にも次の病気にかかる予備軍にもなる。気血免疫療法でじっくりと治し、自律神経が整ったからだは、血流が増え自然治癒力に満ちていて温かい。風邪になる前よりも健康で、ほかの病気にもならない「頭寒足熱」の状態である。
　現代医学がしているのは、症状を抑えるだけで病気を治さず、次々に病気の予備軍を作り出し、医薬品産業に奉仕する医療である。気血免疫療法は、病気を完治し、医者や医療への依存を少なくし、国民医療費の削減に貢献する医療なのである。
　病気になったら、自分のからだの治る力を信じ、薬に頼らず、自律神経を調整し自然治癒力を賦活する医療を助けとして、生活を変え、心を変えて回復までの時を楽しむ。治療家の仕事とは、病気を治すことだけでなく、患者一人ひとりの生き方を変え、医療を変え、世の中を明るく楽しく変えることである。この仕事こそ、やらんばなるまい！　まさしくやる価値があるのではなかろうか。
　私の良き理解者である松田さんは、古代中国の鍼灸術の専門家として、私の治療法と古代鍼灸術との共通点を浮き彫りにし、悠久の東洋医学の歴史の中に、気血免疫療法を位置づけてくれている。私の療法の思想と技術を学びたい医師や鍼灸師、そして患者の方々にとって大いに参考になるだろう。

はじめに

　しかし、あらゆる臨床の思想と技術には、インスタントなマニュアルはない。患者はひとり一人違っている。つむじの位置も数も、そこから降りていく気の流れの道筋も違う。同じ患者でも、今日と数日後で違う。このように多岐にわたる患者の状態に対面し、臨機応変に治療するのに大事なのは、マニュアルの暗記力ではない。

　もちろん手の感覚を磨くことは必要だが、それとともに欠かせないのが、即断即決する感性であり、病を抱えた患者を励ます情熱であり、人間を信じ、愛する心であり、飽くなき好奇心である。

　本書では、水野南北、道元や岡田茂吉、後藤艮山や吉益東洞など宗教家や日本医学者の思想にも触れている。私が治療家としての感性や情熱、好奇心を養い、愛と人間を信じる心を持続できたのは、祖母や家族の支えとともに、これら先人の知恵のおかげである。

　つむじから入った天の気が全身を流れているように、私たちは先祖の慈しみや先人の魂、畑の野菜や鳥や蝶などあらゆる生命の喜びと繋がっている。その気づきが、気血の流れを増し、免疫力、自然治癒力を高めてくれる。気血免疫療法は単に治療技術ではなく、人々を幸福に生かす医療なのである。

　この本を成立させるにあたり、松田博公さん、気血免疫療法士第1号となった岩田美絵さんほか、妻の良子、娘の理恵と夫の鳴海頼政氏など多くの人々の協力を得ている。その他、陰にいて助けてくれた方は少なくない。皆さんに心から感謝申し上げる。

福田 稔

※「はじめに」は、気血免疫療法会に保管されていた福田稔先生の生前に執筆された原稿を基にして構成しました。（編集部）

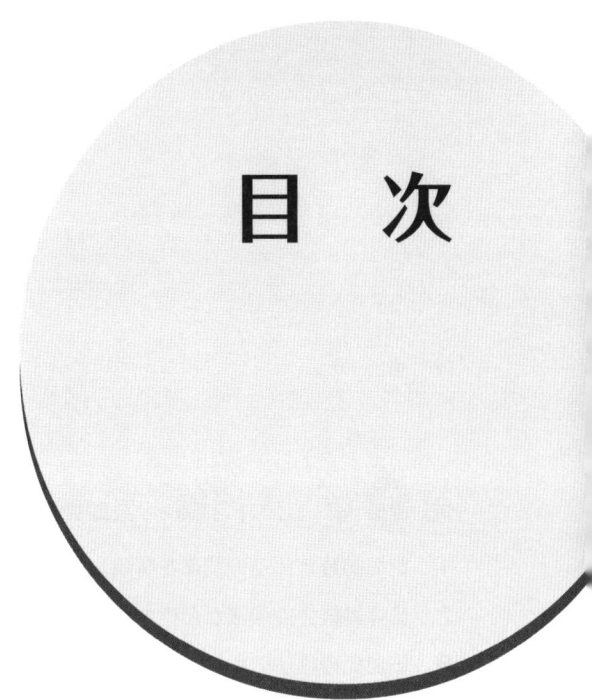

目 次

目次

はじめに ... 3

第1章　入門編　気血免疫療法について ... 13

1　自律神経と免疫の関係を解明した「福田－安保理論」 ... 14
2　自律神経免疫療法から気血免疫療法へ ... 17
3　気血免疫療法のキーポイント ... 19
- 顆粒球・リンパ球・単球（マクロファージ）の割合と役割 ... 20
- 気とは何か ... 22
- 磁気針・電子針・刺絡針・お灸 ... 24
- 爪もみ療法 ... 28
- ふくらはぎ療法 ... 32
- つむじ療法 ... 35
- ストレス対処法 ... 37

第2章　対談編　やらんばなるまい医療革命!! ... 41

- 対談編に寄せて　松田博公 ... 42
- 患者に教わる思想 ... 44
  - コラム1　古代医学の宇宙観 ... 50
  - コラム2　伝統鍼灸の診断法と自律神経理論 ... 54
  - コラム3　アイスマン：刺絡は世界中で行われていた？ ... 62

コラム4	中国医学の天人合一と日本の富士山	74
コラム5	日本鍼灸と中国鍼灸の比較	78

● つむじ療法の技術 ……………………………………………………… 80

コラム6	後藤艮山と吉益東洞	90
コラム7	中国鍼灸の陽経治療	96
コラム8	近藤誠氏のがん放置療法をどう見るか	116
コラム9	日本的自然治癒力思想の流れ	124

● 福田稔名言録 …………………………………………………………… 128

コラム10	道元と「五観の偈」	136
コラム11	水野南北	140
コラム12	岡田茂吉	142

第❸章　症例解説編 …………………………………… 149

気血免疫療法の臨床効果　岩田美絵 …………………………………… 150

症例1	悪性リンパ腫	155
症例2	前立腺がん	158
症例3	乳がん再発の疑い	162
症例4	腎臓がん（共存例）	166
症例5	パーキンソン病	169
症例6	眼瞼下垂症・眼瞼けいれん	173
症例7	交通事故後遺症による視力障害	176

目 次

第❹章　体験者の声編 …… 179
1　ぜんそく …… 180
2　アトピー性皮膚炎 …… 183
3　腎臓がん …… 189
4　乳がん …… 195
5　パーキンソン病 …… 201
6　前立腺肥大 …… 205

第❺章　治療家心得編　福田稔の贈る言葉 …… 209
- 「草取り」の教え …… 210
- 治療家の志 …… 212
- 治せてこその医療 …… 214
- 患者の心をつかめ …… 216
- 患者の「からだの声」を聞く …… 218
- 21世紀の医療に向けて …… 220
- 福田稔直筆名言録 …… 224
- 父福田稔の思い出　鳴海理恵 …… 228

あとがき …… 233

主要参考文献一覧 …… 238

第 1 章

入門編
気血免疫療法について

1 自律神経と免疫の関係を解明した「福田−安保理論」

2 自律神経免疫療法から気血免疫療法へ

3 気血免疫療法のキーポイント
- 顆粒球・リンパ球・単球（マクロファージ）の割合と役割
- 気とは何か
- 磁気針・電子針・刺絡針・お灸
- 爪もみ療法
- ふくらはぎ療法
- つむじ療法
- ストレス対処法

第1章　入門編

気血免疫療法について —— 入門編

　第1章では、気血免疫療法の成立に至る背景から、気血免疫療法の治療の特徴と目的、さらに治療方法やセルフケアの内容をキーポイントごとに概説します。

1　自律神経と免疫の関係を解明した「福田—安保理論」

　新潟県内の病院に勤務していた時期、福田稔氏がゴルフへ出かけようとすると、ゴルフ日和の晴れた日に限って重症の虫垂炎の急患が運び込まれ、何度もゴルフを中止して緊急手術に駆り出されるということが続きました。そこから天候と虫垂炎が発症する確率の関係を調べるために、免疫学者である新潟大学の安保徹教授と共同研究を行ったことが、自律神経免疫療法確立の出発点になります。

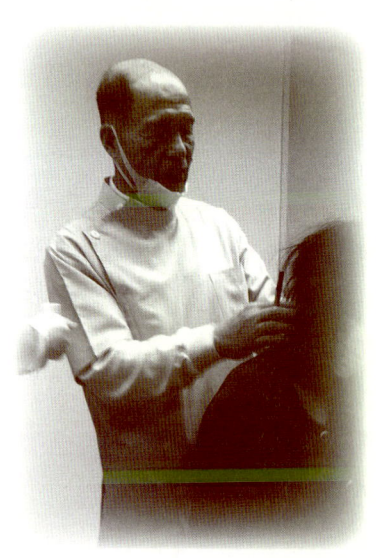

　共同研究の初期に、気圧が変わると、白血球中のリンパ球と顆粒球の割合と数が変化することを突き止めたことから、気圧に対応して交感神経と副交感神経のどちらかが優位になり、白血球中のリンパ球と顆粒球の割合と数を変化させていることを発見しました。

　気圧が高い場合は、交感神経が優位になって顆粒球の割合と数が増え、反対に気圧が低くなると、副交感神経が優位になってリンパ

球の割合と数が増える。自律神経のバランスが、白血球中のリンパ球と顆粒球の割合と数に影響を及ぼすということが明らかになったのです。

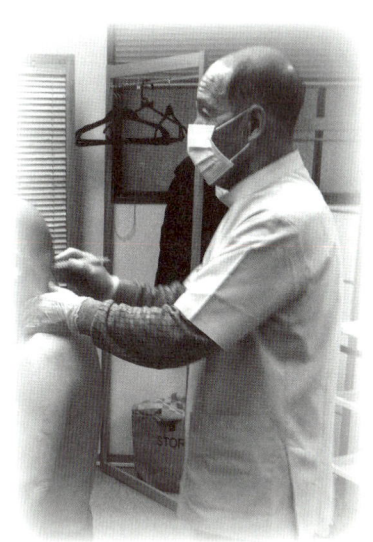

その後、ストレスが自律神経のバランスを乱す最大の要因であることも分かりました。過度のストレスで交感神経が優位になり過ぎると、からだはいつも緊張した状態になってしまい、血管が収縮し、血流が悪い状態が長く続くことになります。そのためウイルスやガン細胞などを攻撃するリンパ球の数が減り、免疫力はどんどん低下してしまうのです。

また、ストレスによって交感神経が優位になると顆粒球が増加します。顆粒球は細菌などの比較的サイズの大きな異物からからだを防御する機能を持っていますが、寿命は2～3日で、その役割を終える時に大量の活性酸素を放出します。活性酸素は大切な働きをしますが、多過ぎると強い酸化作用で組織を破壊して臓器や血管などに障害を引き起こすのです。組織の破壊が進行すると、動脈硬化や老化を加速させるほか、がんや潰瘍などの原因にもなります。

このほかにも、過度に交感神経が優位になることで、消化機能を持つ臓器の働きや、排泄・分泌をつかさどる副交感神経の働きが抑えられ、からだの中にある毒素を外に出せないといった障害も生じてきます。

第 1 章　入門編

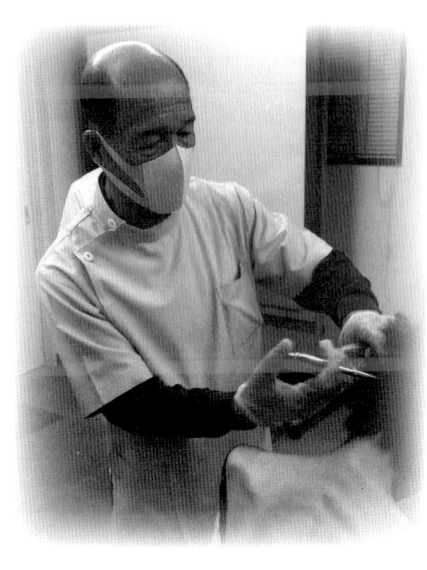

　ストレス社会に生きる現代人は、交感神経の過度な緊張によって顆粒球が増え過ぎている場合が圧倒的に多く、まずは交感神経優位の状態を解消することが重要になってきます。

　しかし、ストレスが完全になくなることが理想的な状態というわけではありません。リラックスし過ぎて副交感神経が優位になることも、さまざまな病気の原因になることが分かりました。前述した顆粒球とは反対に、リンパ球が増え過ぎると免疫は過剰反応を起こしはじめます。

　精神的な緊張を欠いた生活や、糖分を過剰に摂取する食事などで副交感神経優位に傾くとリンパ球が増え過ぎることによるいろいろな症状を発症するというわけです。その代表が花粉症やアトピー性皮膚炎、気管支ぜんそくなどのアレルギー性疾患です。先ほどとは逆に、排泄・分泌機能が高まり過ぎて、下痢を起こしやすくなったり、カルシウムの沈着を妨げ骨粗しょう症を進行させたりもします。

　自律神経は血管や内臓の働きを調整しています。そして交感神経と副交感神経が、アクセルとブレーキの関係のようにバランスをとりながら、無意識のうちにリズムをとって働いています。交感神経はアクセルの働きをし、優位になると心臓の働きが高まり、消化管の運動が抑制されてからだは活動的になります。逆に副交感神経はブレーキの

働きをし、優位になると心臓の働きは穏やかに、消化管は活発に働き、心身をリラックスさせます。こうした働きをすることで、自律神経は白血球中のリンパ球と顆粒球の割合と数を調整することにもなります。

2　自律神経免疫療法から気血免疫療法へ

　自律神経のアンバランスによる免疫力の低下で病気が起こるため、病気を自律神経のバランスを整えることによって治すというこの理論は、「福田―安保理論」として自律神経免疫療法の土台となりました。

　交感神経と副交感神経に分けられる自律神経では、さまざまな活動を行う日中では交感神経が優位になり、脈拍が上がり呼吸数も増えて活動能力全般が高まります。また、夜間の睡眠時や食事中には副交感神経が優位になって、脈拍をおさえ、呼吸数を減らして消化を促進します。この交感神経と副交感神経の二元的な関係は、免疫力と密接に関係する白血球中のリンパ球、顆粒球、単球とも連動しています。

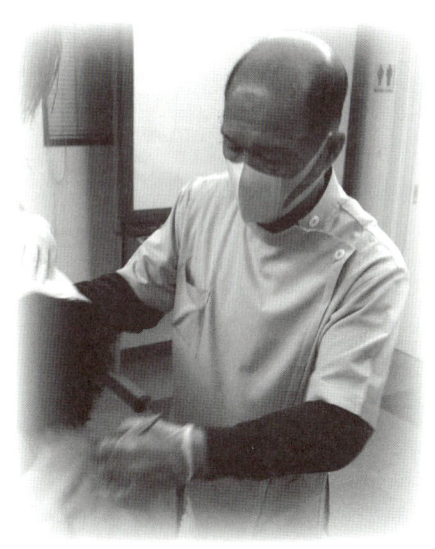

　健康な人のリンパ球の割合は白血球全体の中の35％〜41％、顆粒球は54〜60％の幅にあり、交感神経は顆粒球と連動し、副交感神経はリンパ球と連動します。これは、数千万年前の類人猿の誕生にまでたどれる進化の歴史が背景にあるとされています。

第 1 章　入門編

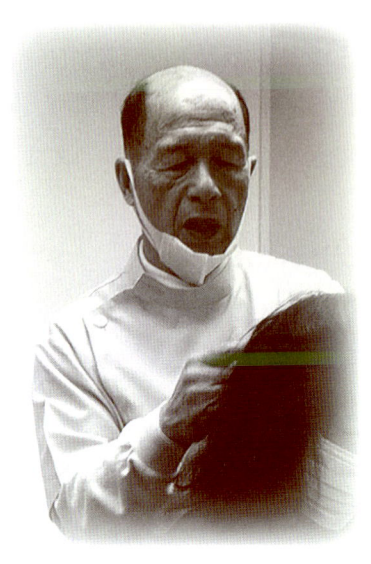

　類人猿は日中、狩猟など激しい活動を行いました。その時には交感神経が活性化し、感覚は筋肉などに集中して痛みに鈍感で、活動中に傷ついた皮膚から侵入する細菌には顆粒球が対応する方が有利です。夜間の睡眠や食事の際には、副交感神経が活性化し、食事を通して腸管からからだに入るウイルスに対抗してリンパ球の出番が必要になるのです。季節や昼夜の時間の循環と体内の交感・副交感神経のバランス、白血球中の顆粒球・リンパ球の役割交代が、一つのサイクルとして働いていることが、人類発生以来の健康の源なのです。

　自律神経を軸とするこのようなバランスが乱れると、人は病気になります。それを自律神経免疫療法によって正常化することで、自然治癒力が発動して病が治癒すると考える「福田―安保理論」を基本としながら、福田氏は臨床現場で独自の「つむじ療法」を開発し、それはさらに気血の流れを重視する治療法へ発展していきます。そして、健康問題の根源は気と血液が滞りなく流れているかどうかに集約されるという「気血免疫療法」が確立されていくことになったのです。

　気血免疫療法では、気と血液がからだの生理状態をコントロールし、その気と血液は自律神経と深い関係があるという「気血理論」に基づいて治療が行われます。気血免疫療法のポイントは、①「気を通す」②「血のめぐりを良くする」③「毒を出す」の３つで示されます。

病気は、からだの気血のめぐりの滞りで体内に毒素が溜まることによって発症し、そうした状態の放置がさらに気血のめぐりを妨げる悪循環となり、症状を悪化させます。したがって、すでに溜まっている毒素を排出し、悪いものが体内に蓄積しにくい体質に変えていくことが真の治療なのです。

　排毒という観点で薬を考えると、西洋医学の薬品の多くは表面的に症状を抑え込む作用から成り立っています。その結果、体内の毒素の排出を妨げ、さらにステロイドに典型的なように薬自体が毒素として蓄積してしまうため、新たな病気を作り出す原因にもなってしまうのです。薬の使用を避け、気血の流通を助けて排毒をうながす治療で体質改善をもたらし、病気を根本的に治すことが重要なのです。

　気を通さなければ血のめぐりも良くならず、毒素が溜まると気血共に滞る。それがからだの冷えの原因となって体調を悪化させてしまう。そのような状態に対して、磁気針や刺絡針、お灸などによる治療で排毒を促進し、患者の免疫力を高めながら、気を通しやすく、排毒しやすい体質を日常的に作っていく。そうした体質作りの手伝いをすることこそが気血免疫療法の目的なのです。

　健康維持の基本は、発汗や大小便などを通して毒素を自然に排出していく理想的な生活を営むことにほかなりません。適切な運動や入浴によって発汗を促進し、毎日の食事内容のバランスに気を付けて、ストレスの少ない生活をしていくことが病気を防ぐために欠かせない要素なのです。

3　気血免疫療法のキーポイント

　気血免疫療法の特色となる治療内容のポイントや生活上のアドバイ

スを紹介しましょう。

顆粒球・リンパ球・単球（マクロファージ）の割合と役割

「福田－安保理論」の基礎には、東北大学講師の故斉藤章氏が提唱した理論「生物学的二進法」があります。斉藤氏は、戦前・戦中の抗生物質がなかった時代に感染症を研究し、細菌感染とウイルス感染では、対応する白血球が異なり、関係する自律神経も違っていることを発見しました。細菌感染に対しては、顆粒球が増えて貪食、殺菌します。その時、患者には頻脈と胃液の分泌低下など交感神経刺激反応が起こり、ウイルス感染に対しては、リンパ球が増えて抗体を作り無毒化すると同時に、徐脈と胃液の分泌上昇など副交感神経刺激反応が起こるというのです。

胸腺外分化Ｔ細胞の発見で知られる新潟大学の免疫学者・安保徹氏は、この研究を引き継ぎ、1980年には、健康な人であれば、血中の顆粒球、リンパ球の平均的な比は、60％対35％であり、それは季節や1日の時間帯で変動することを突き止めていました。

1994年末、福田稔氏が2年間の虫垂炎と気圧に関するデータを携えて安保氏の研究室を訪れました。すぐさま開始された共同研究で、高気圧の下では、ストレスの多い生活をした時のように交感神経が緊張し、顆粒球が増えることが分かったのです。顆粒球は寿命が2～3日と短く、最終段階で活性酸素を大量に放出し、それが粘膜や組織を傷つけ、劇症の虫垂炎をもたらしていました。こうして、自律神経系と病気の連動するメカニズムが見えてきたのです。

続く研究では、交感神経と拮抗する副交感神経の作用も解明できました。リラックスして副交感神経が活性化すると、血流障害が改善し

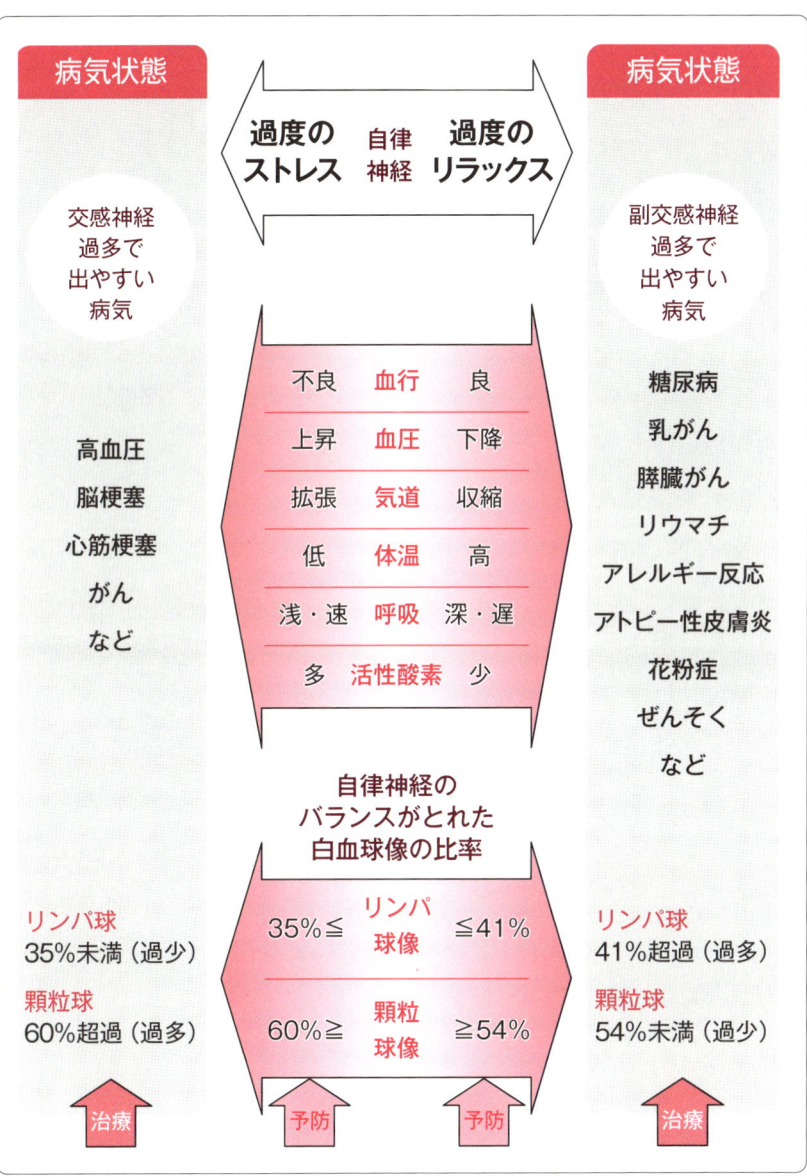

図❶　リンパ球・顆粒球の比率と病気のメカニズム
※がんは交感神経優位で起こるものが多いと考えられるが、一部副交感神経優位で起こるものもある。

リンパ球が増えます。リンパ球は、ウイルスやがん細胞などに対抗する免疫系の重要な要素ですが、増え過ぎると、ぜんそくやアトピー性皮膚炎などアレルギー疾患を起こすことが分かったのです。

図式化するとこうなります。

「ストレス―交感神経緊張―顆粒球増多―組織破壊・病気」「リラックス―副交感神経緊張―リンパ球増多―免疫活性化・治癒（増え過ぎるとアレルギー疾患）」。これが病気の成り方・治り方の一般法則です。二人はこの考えを「福田―安保理論」と名づけました（図❶）。

自律神経免疫療法および現在の気血免疫療法では、病気の現状把握と治癒への展望を、白血球中の顆粒球、リンパ球の平均比、60％対35％を基準に把握します。最初はその範囲から外れていても、治療を続けるとやがてその範囲に収まってくるのです。

気血免疫療法に移行した前後から、福田氏が強調し始めたもう一つの指標は、単球（マクロファージ）です。単球は白血球中の5％を占め、リンパ球や顆粒球に指令を出す役割をしますが、異物を食べる貪食能が強く、その数が多く勢いが旺盛であれば、リンパ球、顆粒球の免疫反応を誘発せずに、自分の貪食能を使って異物を処理するのです。単球の数が多い人は、病気の予後が良いことを福田氏は観察しています。気血免疫療法によって、単球の数を増やせるかどうか。それが今後の研究課題となっています。

気とは何か

「気」は中国医学の概念で、人間のからだを満たし、宇宙の万物を構成する生命エネルギーのことを指します。中国古代人は、自然の「風」、山野河川の「蒸気」、人間の「呼吸」、大地が育む「食べ物の力」など

を観察し、そこから「生命力」「神気」など共通の要素を抽象化して「気」の概念を生み出しました。同様な考え方は世界中にあり、インドでは「プラーナ」、ギリシャでは「プネウマ」、ローマ帝国では「アニマ」と呼ばれ、同じく根源的な生命力を意味しています。

　気は一般に、目には見えないが働きがある物質的なものとされ、からだの中を流れて人体の機能を保ち、皮膚の上を覆って内部を保護するとともに、気功師が行う外気治療や武術家の遠当て術のように、外部に発して作用を及ぼします。一方、中国には、万物は気でできていて、目に見えないものだけでなく、見えるものもすべて気だという考え方があります（図❷）。

　それをはっきりと述べているのが、二千数百年以上前の漢代までに編纂されたとされる思想書『荘子』の知北遊篇です。そこには、「人の生命は気が集まって生まれたものであり、集まれば生命となり、散れば死ぬのである。万物は気で構成され世界にはただ一つ気があるのみである」とあります。見えないもの、見えるものの違いは、気の濃淡

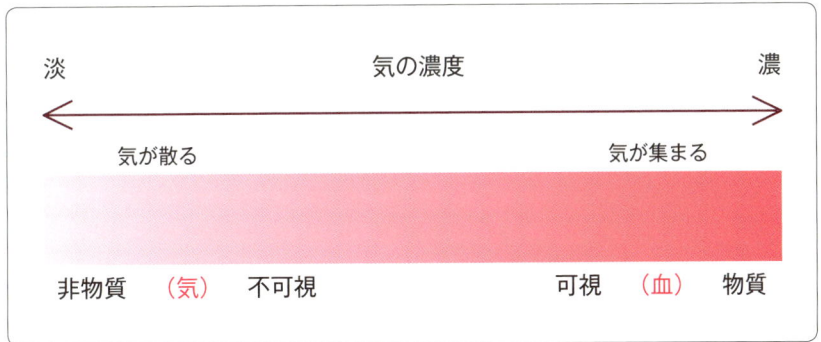

図❷　万物は「気」であり、世界はただ一つの気である。見えるもの、見えないものの差は「気」の濃淡である。

第1章 入門編

だけで、本質的には同一なのです。そこから、中国医学では、目に見えない気も目に見える血も元は同じだと考え、血は気が物質化したものであり、気が流れれば血が流れる、血の滞りを除けば気のめぐりは良くなるなど、気と血の一体性が強調されています。気血免疫療法の「気」の考え方のルーツは、そこにあります。

磁気針・電子針・刺絡針・お灸

　気血免疫療法では、磁気針、電子針、刺絡針と台座灸を主な治療器具として使用します。磁気針、電子針、刺絡針は毒出しをする「瀉法」の道具で、福田氏は三種の神器と呼んでいました。

磁気針（つむじ風くん）

　磁気のパワーと圧迫刺激を兼ね備え、つむじ療法で最も活躍します。福田氏が愛用し、医療界につむじ風を起こそうと、「つむじ風くん」と名づけられました。プラスティック棒の両端に強力な永久磁石がセットされ、家庭での「爪もみ」には、細い方の先端が適しますが、つむじやからだのラインをごりごりとほぐす時には、太い方の先端を使います。

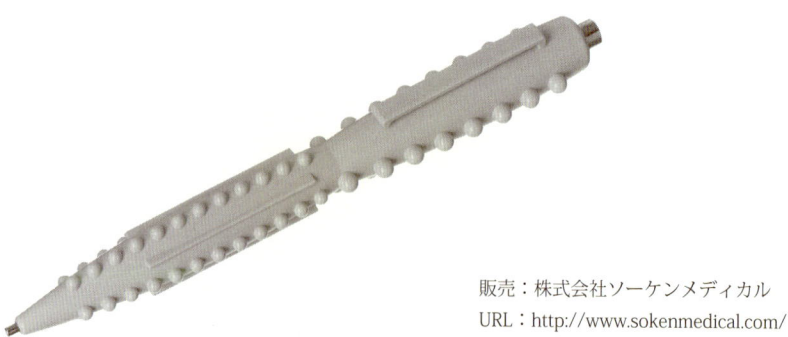

販売：株式会社ソーケンメディカル
URL：http://www.sokenmedical.com/

持ち方と使用法

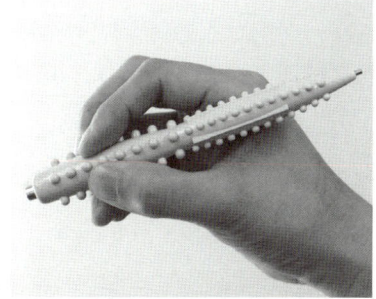

先端が太い部分は全身を面として刺激する際に使用する。

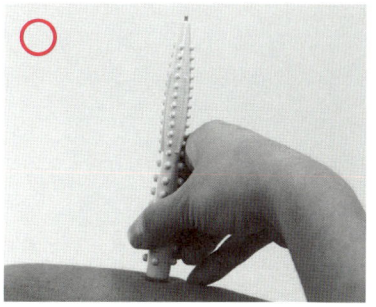

磁気針は刺激する面に対して垂直に押して使用する。

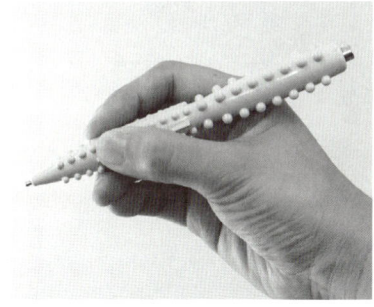

先端が細い部分は爪もみの際、点で刺激するように使用する。

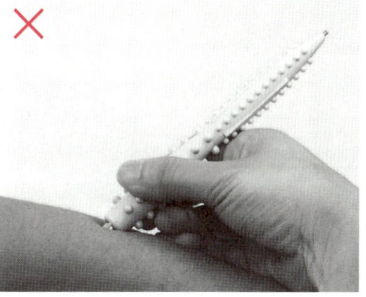

刺激する面に斜めに押すと効果が少ない。

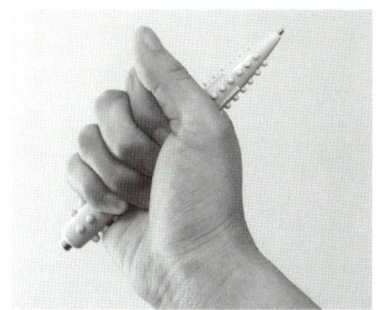

からだのラインの硬めの部位などは強く握って使用する。

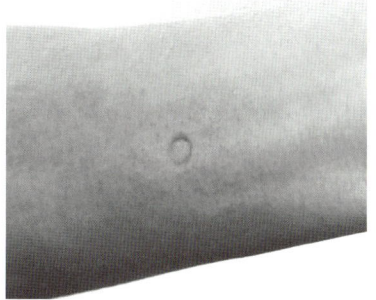

押した後に少し跡がつくぐらいの強さで刺激する。

図❸ 磁気針（つむじ風くん）の持ち方と使用法

第1章　入門編

電子針（スーパーハリボーイ）

　太くて短いボールペンのような形をし、上部のノックを押し込むと先端から電流を発し、気のうっ滞を弾き飛ばすパワーがあり、福田氏は自律神経免疫療法の初期から愛用していました。「つむじ風くん」同様、使い方は簡単で、持ち運びできる自己療法器具としても優れています。

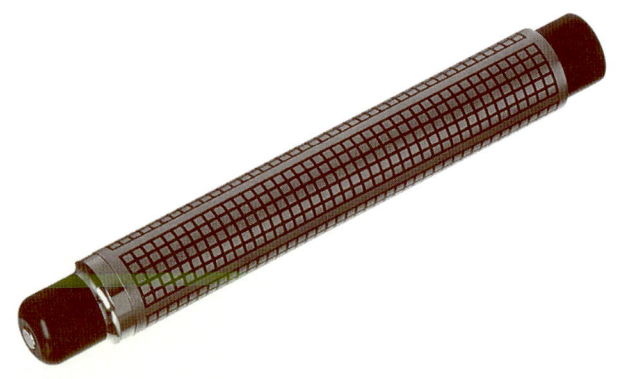

販売：株式会社サンワヘルスデザイン
URL：http://www.sawhde.com/

刺絡針

　治療ラインや手足の井穴を刺して、血を出すために使います。福田氏が刺絡針として使用しました。

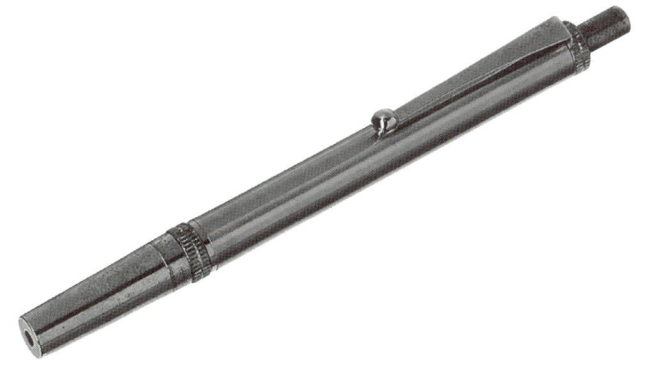

お灸（台座灸）

からだを温める「補法」が目的。冷えとりの台座灸は家庭でも簡単にできるため、若い女性の間で人気があります。漢方薬局、ドラッグストアで市販しています。福田氏は、火をつけない小さなカイロタイプの温灸も使用しました。

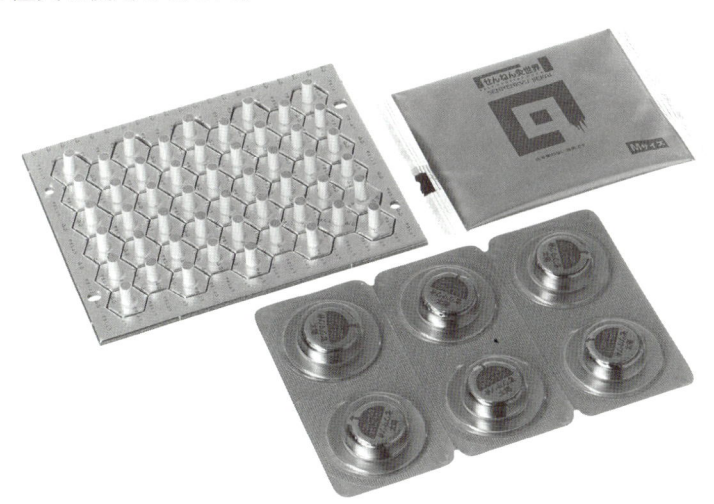

爪もみ療法

　爪もみ療法は、自律神経免疫療法の家庭版として考案されました。「福田－安保理論」では、病気の原因は、からだが交感神経に傾くか副交感神経に傾くかであることを明らかにしました。それを是正すれば病気は治ります。しかし、治療方法が分かりませんでした。自律神経を調整できる薬はないからです。壁にぶつかっていた福田氏、安保教授は、1996年、横浜の浅見鉄男医師の井穴・頭部刺絡に出合います。

　浅見医師は、鍼灸医学で井穴と呼ぶ手足の爪の生えぎわのツボと頭のツボから注射針で血を出す刺絡療法によって、交感神経、副交感神経の興奮を抑え、バランスをとる治療をしていました。

　特に、手足の薬指の井穴刺激は、副交感神経を抑制し交感神経を活性化できるとし、ぜんそく、アレルギー、アトピー性皮膚炎などの治療に成果を上げていたのです。福田氏はそれを学び、独自の発想を付け加えて自律神経免疫療法をスタートさせます。

　自律神経免疫療法は、浅見医師の理論を引き継ぎましたが、定期的に血液検査を行い、リンパ球、顆粒球の割合や数を調べながら治療することに特徴があります。また、患者に優しい方法を模索し、レーザーや電子針も使い、血流障害の改善を目的に、刺激場所もつむじ、手足、体幹へと広がっていきました。こうした工夫の中で、患者が自分で爪の根元をもめば、自律神経免疫療法に近い効果があることに気付いた福田氏によって、爪もみ療法が誕生したのです（図❹-1～3）。

　初期の爪もみ療法では、薬指の井穴刺激は交感神経を活性化するという浅見理論に従い、薬指をもむことを避けていましたが、その後の実験研究で、薬指を含めすべての指を刺激した方が自律神経が整うことが分かり、現在では、手足の5本の指の爪もみが推奨されています。

爪もみ療法では、手・足の指の1～10の部分を刺激する。

手の井穴経穴名　1．少商　3．商陽　5．中衝　8．関衝　9．少衝　10．少沢

足の井穴経穴名　1．隠白　2．大敦　4．厲兌　8．足竅陰　10．至陰

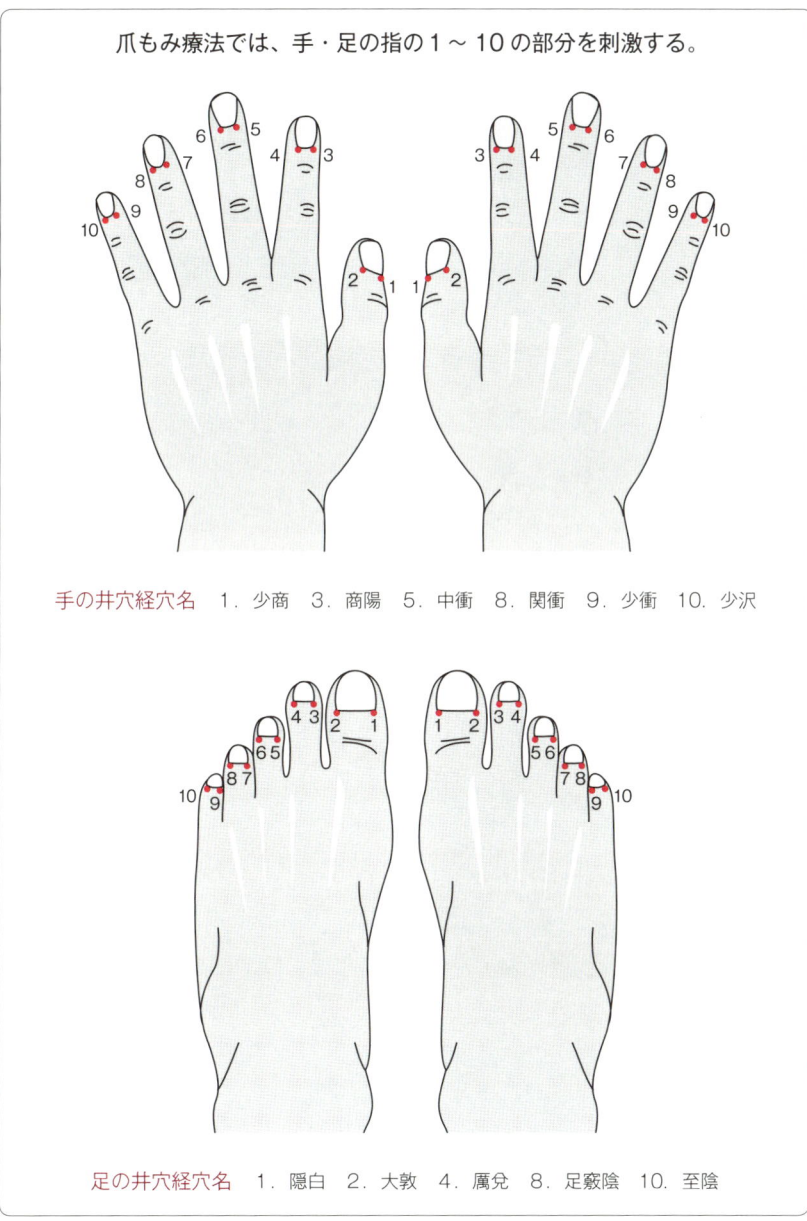

図❹-1　爪もみ療法の刺激部分（1～10）と対応する手足の井穴経穴名

第1章　入門編

正しいもみ方

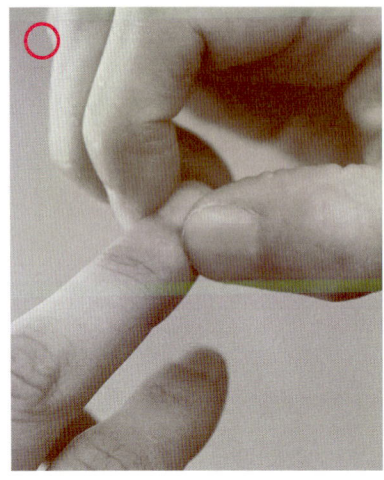

図❹-1を参照に、爪の根元の角（井穴）をもむように刺激する。

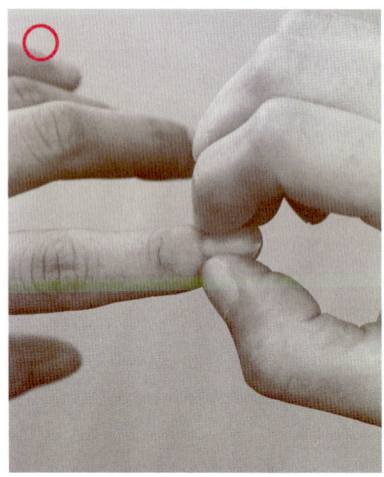

拇指と示指を使い、挟んでもむように刺激する。イタ気持ちよい程度の圧で行う。

間違ったもみ方

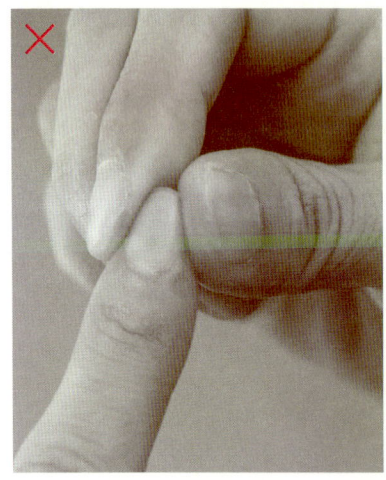

よくある間違っている例は、刺激する場所が爪の先端になっている。

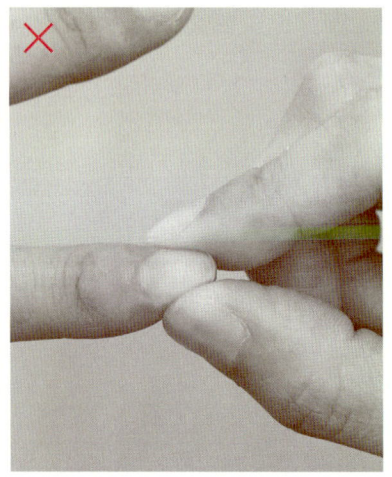

場所が間違っていても悪化するわけではないが、正しい位置の方が気の通りが良い。

図❹-2　指による爪もみ療法

磁気針（つむじ風くん）を使った正しい刺激法

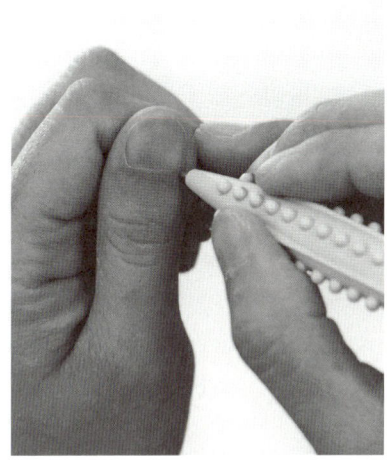

図❹-1を参照に、爪の根元の角につむじ風くんの細い方をあてて刺激する。

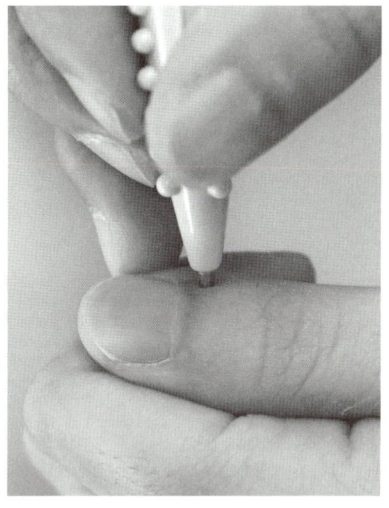

刺激する方向に垂直にあてて、少し痛いと感じる程度の圧で刺激する。

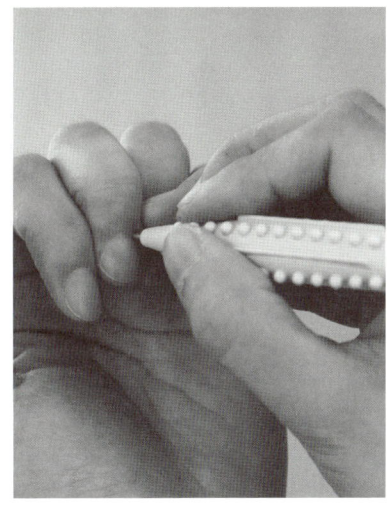

井穴を点圧で刺激する時は、瞬間的に少し強めに押して、パッと離すとよい。

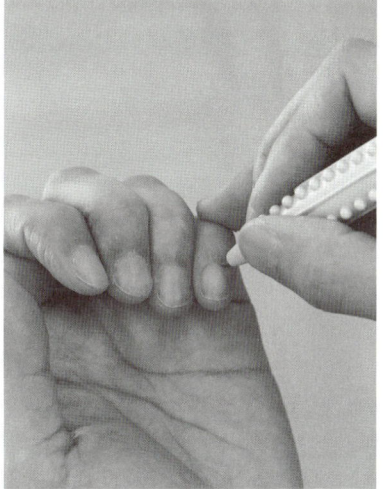

もしくは、上下方向にマッサージするように動かし、イタ気持ちよい圧で刺激する。

図❹-3　器具を使用した爪もみ療法

第1章　入門編

　爪もみの効果は、健康な人にははっきりしませんが、不調のある人には実感があります。発表以来、「不眠が治った」「耳鳴り、目のかすみが改善した」「うつを乗り越え、元気になった」「入院中の母が早く回復できた」など、多くの声が寄せられています。
　「1回2分、毎日何回か続けてください。持続は力なりです」と福田氏は語っていました。

ふくらはぎ療法

　ふくらはぎ療法は、外科医である故石川洋一氏によって考案された治療法です。石川氏は、「健康管理のいちばんの秘訣は血流にあり、ふくらはぎこそが第二の心臓である」「ふくらはぎの筋肉の硬さ、弾力、温度の3点を重視する」と言い、それは福田氏の「病気の根源は血流の滞りであり、凝り固まっている場所をほぐして気を通し、頭寒足熱にすることが大事である」という考えに通じます。
　福田氏の観点では、ふくらはぎには副交感神経のライン（リンパ球41％以上）が通り、ふくらはぎの側面にはやや交換神経寄りのライン（35％前後）が通っているため、特に副交感神経優位型の人にふくらはぎへの刺激を行うことが多いということですが、なかなか気が通らない人や、足先がいつまでも冷たいままの「頭熱足寒」な状態を「頭寒足熱」に戻す方法としても有効だといいます。
　福田氏は患者を座位もしくは立位の姿勢で治療を行っていました。本書では立位での刺激方法と、患者自身が自分で行うセルフケアとしてのやり方を説明します（図❺-1～2）。

他人にもんでもらう方法

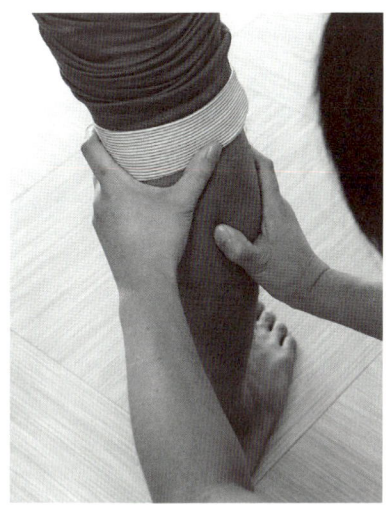

ふくらはぎが硬く力を抜けない患者の場合は、力をぬくために膝を曲げて行ってもよい。

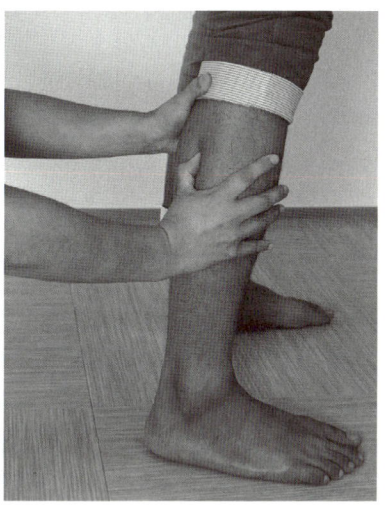

圧をかける方向に対し、術者のからだ全体を使い、力が真っ直ぐ入るイメージで行う。

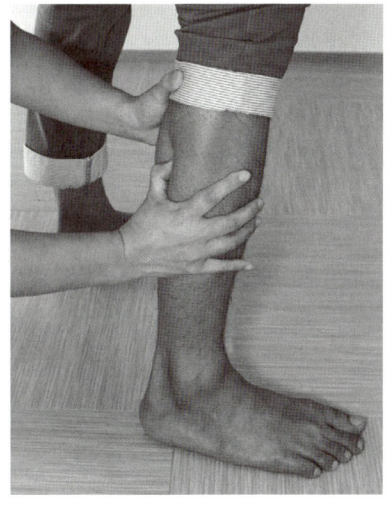

ふくらはぎを中央、外側、内側と三つに分け、拇指指圧と手掌全体の把握揉捏でもむ。

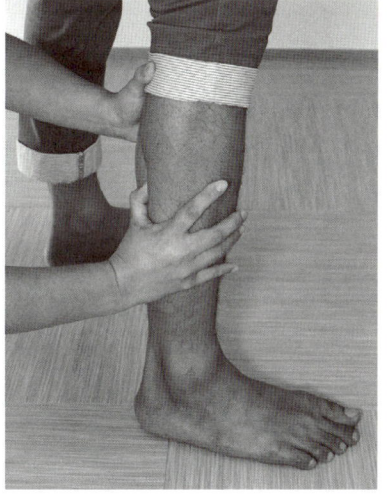

拇指を曲げるとより点刺激が強くなり、手根も使ってもむと面刺激になる。

図❺-1　ふくらはぎ療法①

第1章 入門編

自分でもむ方法

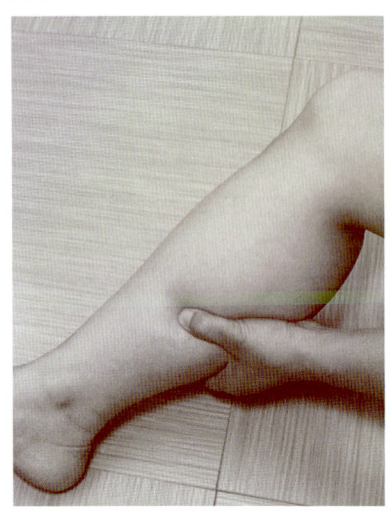

セルフケアとして行う時は、入浴中や足浴を行った後など、温めた後に行う。

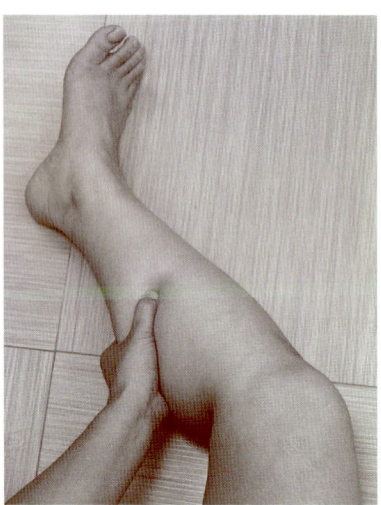

手のひら全体を使って、パンをこねるようなイメージでもむ。つかんだり、こねたりする。

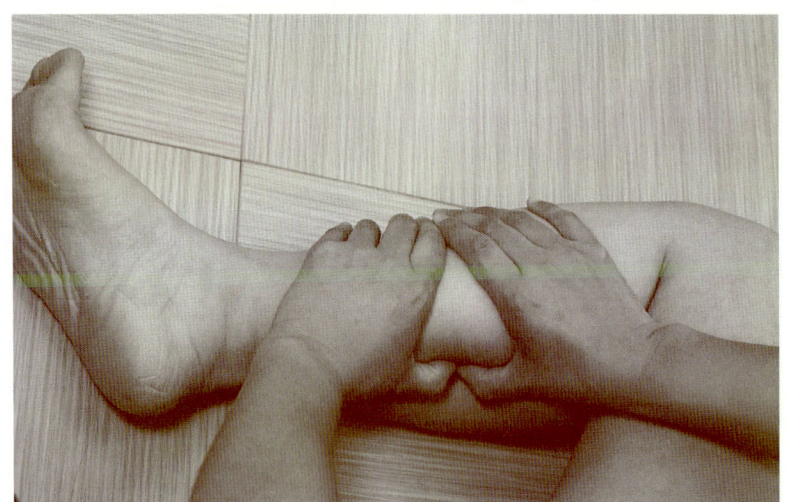

ふくらはぎ全体をもむ以外に、中央、外側、内側と、三つのラインを拇指を使って押すように刺激する。拇指を重ねるとより深い刺激になるが、イタ気持ち良い強さで行う。

図❺-2　ふくらはぎ療法②

つむじ療法

　つむじ療法も、出発点は浅見医師の治療です。浅見医師は、鍼灸医学で百会と呼ぶ頭のてっぺんのツボに注射針で血を出し、それを頭部刺絡と名づけていました。

　福田氏がいうように、病気になると、頭には気がのぼり血が滞り、足は血行障害で冷え、「頭熱足寒」になっています。「百会」は、「全ての経脈が集まる」という意味ですが、この部位の少量の血を取り除くと脳や全身の気血の流れが促進されます。また頭と殿部は天と地で、互いに対応しているという考えから、百会は痔の特効穴としても使われます。そのように重要なツボに対して、やがて福田氏は疑問を抱くようになったのです。

　鍼灸医学ではツボの位置は固定的に決められています。百会は頭のてっぺんの両耳の先端を結んだ線の中央に取ります。日本の鍼灸師は手指の感覚を重視し、その周辺を探って手応えのある場所を選びますが、それでも一定の範囲の中です。

　しかし、福田氏の施術法は違っていました。患者のからだを診て、触り、実感によって治療部位を選ぶ。教科書やマニュアルには頼らない独自の方法です。自らのうつ病体験を経て、頭を治療し、「頭熱足寒」の状態を本来の「頭寒足熱」に戻してやれば病気は治ると確信した福田氏は、患者の頭を触わるうちに、百会よりも後ろの、毛が渦を巻いているつむじを刺激した方が、気血が流れるという感覚に至ったのです（図❻）。

　つむじの発見には、第２章の対談にあるように、仏像の光背やキリスト教の聖者の後光、地球の地軸の傾きなどもヒントになっています。つむじは血液がうっ滞し、ぶよぶよで、押すと激しく痛むことが多い。

第1章　入門編

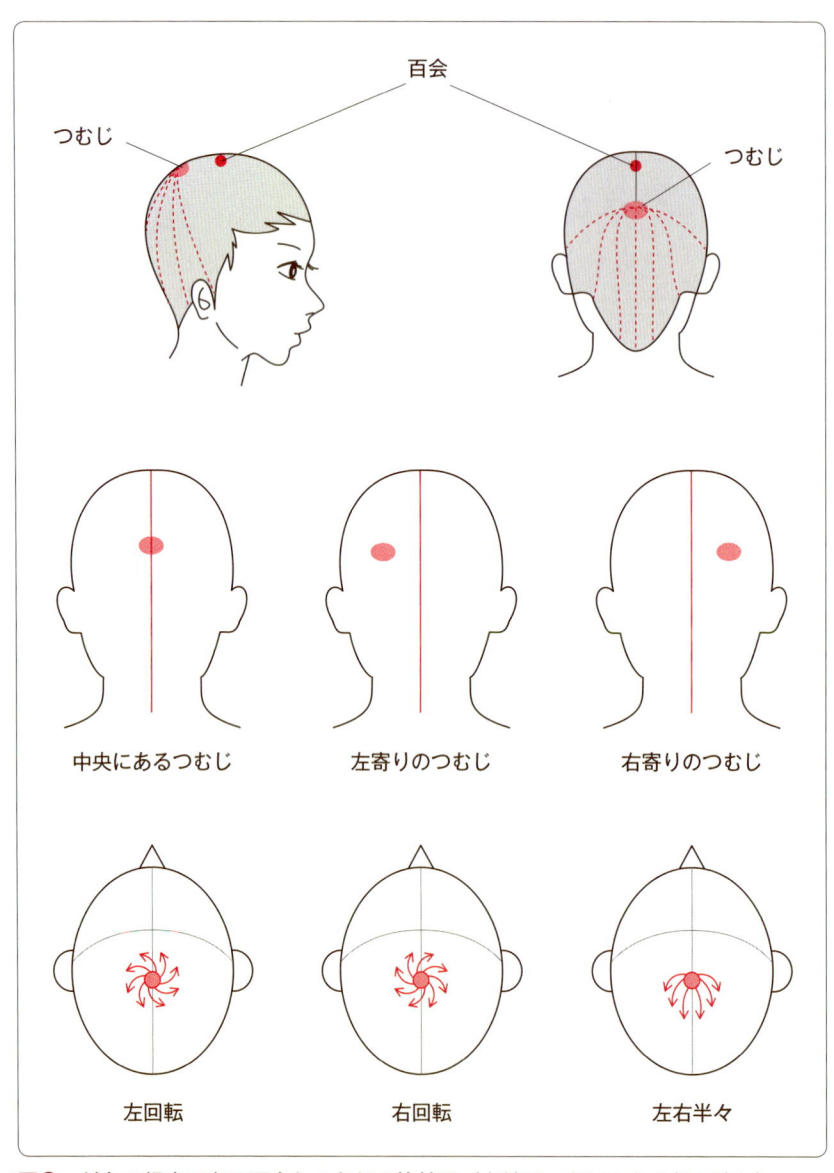

つむじ　百会　百会　つむじ

中央にあるつむじ　　左寄りのつむじ　　右寄りのつむじ

左回転　　右回転　　左右半々

図❻　鍼灸の経穴である百会とつむじの比較図（点線はつむじからの気の流れ）
つむじの位置は中央にある場合もあれば、右側や左側に位置する場合もある。つむじの回転方向には右回りもあれば左回り、さらに左右半々のものもある。つむじは1つだけではなく、2つ、3つとある場合もある。

つむじは、そこから治療ラインが出て、側頭部や後頭部に流れ、胸、背中、腰と降りていく起点です。形には右回り、左回りがあり、頭の右側にあれば左側に、左側にあれば右側にもあってバランスをとっています。つむじの位置や回旋の様子から患者の性格判断もできます。

つむじ療法は単なる治療法ではなく、福田氏の気血免疫療法が文学、宗教、科学、心理学などを含む総合アートであることの象徴ともなっています。

ストレス対処法

ストレスには、健康に良いストレスと悪いストレスがあります。宴会やパーティ、観劇や旅行、適度な運動など、心身がリフレッシュし元気になるのは、良いストレスです。仕事の過労や家族内のトラブル、睡眠不足、怒りなど、容易に解消できない悩みが続き、病気の原因となるのは悪いストレスです。

悪いストレスが加わったからだの状態は、恐怖にさらされた動物の実験からも分かります。呼吸や脈拍の数が増え、血圧が上昇し、瞳孔が拡大する。胃腸運動は低下し、脳、筋肉の血管は拡張し、皮膚、内臓の血管は収縮し体温は低下するのです。血液中にはアドレナリンが大量に放出されます。これは、急性ストレスから身を守り、闘ったり逃げたりするのに適した交感神経系優位の状態で、一時的には必要なものなのです（図❼）。しかし、それが慢性的に持続するとどうなるでしょう。

「福田－安保理論」では、慢性的な交感神経過緊張状態は、顆粒球を増やして活性酸素を発生させ、組織破壊を起こすことを明らかにしました。そうなると、歯周病、胃潰瘍、十二指腸潰瘍、クローン病、潰

第1章　入門編

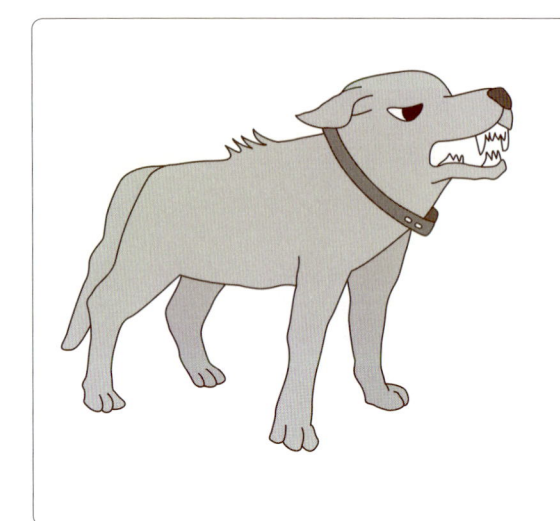

> 交感神経の緊張状態は動物でも起こり、主に以下のような症状が起こります。興奮状態になると血液中のアドレナリンが増大します。
> 呼吸数・脈拍数が増える。
> 血圧が上昇する。
> 胃腸の働きが低下する。
> 足の裏の発汗が激しくなる。
> 血管拡張（脳、筋肉）や血管収縮（皮膚や内臓）が起こる。

図❼　極度のストレスによる症状

瘍性大腸炎、膵炎、痔、突発性難聴、メニエール病、子宮内膜症、卵巣膿腫などさまざまな病気が発症します。また、ストレス性の高血糖は糖尿病の原因になります。脳への血流の減少は、うつなど精神的な病気を引き起こします。全身の血流の減少は、低体温、低酸素の危機的状態を作り出します。そうなると、低体温、低酸素でもエネルギーを作り出す原始的な解糖系代謝が優位になり、その結果、がん細胞を発生させる原因になるのです。がんは、ストレス状態を超えてサバイバルしようとするからだの生存戦略なのです。

　こうした無数の病気をもたらす悪いストレスを避け、自律神経のバランスを保ち、無理をしないでゆったり、にこやかに生きるには、どのような心得が必要でしょうか。生きる意欲の持ち方、少食にすること、からだの動かし方など、具体的な方法は、末尾に示した福田氏、

安保教授の著書に詳しく書かれています。次に、その最も中心的な要点だけを、中国古代の医師や賢人の知恵を借りて紹介しましょう。

(1) 「病は気から」を忘れない

「病は気から」ということわざは、中国では「病は邪気がもたらす」という意味ですが、日本に入ってきてからは、「病は気の持ちようしだい」と解釈されています。それには一理あるのです。今まで述べてきたように、悩み、悲しみ、怒りなどネガティブな気持ちや感情は自律神経を介して病気という結果をもたらします。気持ちや感情を波立たせないこと、否定的な意識を溜めないこと、常に平静な心を維持することは、ストレス回避と病気の予防、治癒にとって一番大切なことです。2000年前の中国の医書『黄帝内経』にも、次のように語られています。

「何事にもあっさりとこだわらず淡々として、気が伸びやかであるなら、生命エネルギーは体内を守り、病気になることはない」(『黄帝内経素問』上古天真論篇)

(2) 自然な生活を取り戻す

忙し過ぎる現代日本人。それが過労、昼夜の逆転、運動不足、いい加減な食事、自分のからだへの無関心などを呼び寄せ、ストレスの源となっています。どんなに慌ただしい生活の中でも、できる限り自然な生活のリズムを取り戻す努力をすれば、もともと動物である人の心身の破綻を避けられます。『黄帝内経』では、人は天地宇宙から生まれたので、天地、日月、星の運行の法則、四季のリズムを忘れてしまうと健康の維持はできない、と教えています。

第1章　入門編

「人は天地の気と交わり、日月に感応して生きる存在である」(『黄帝内経霊枢』歳露論)

「春は生み、夏は成長させ、秋は収穫し、冬は貯蔵する。これが気の法則である。一日を春夏秋冬に分けて、朝は春、日中は夏、日の入りは秋、夜半は冬として、リズムに合わせて生活すれば健康である」(『黄帝内経霊枢』順気一日分為四時篇)

（3）いかに生き、死ぬかを考える

人生にはさまざまな困難や岐路があります。それに屈せずに乗り越え、最終ゴールを目指すには、いかに生き、死ぬかの哲学をもっていれば心強いでしょう。前に「気」の説明で取り上げた中国古代の思想書『荘子』には、次のような賢人の言葉が記されていて、参考になります。

「人の生命は気が集まって誕生した。それが再び拡散するのが死である。生と死は仲間だから、何も憂うことはない。天下にはただ一つの気が存在するだけである」(知北遊篇)

「気が変化して肉体になった。その肉体が変化して生ある存在になった。今またそれが変化して死にゆく。生死の循環は、春秋冬夏がめぐるのと同じことなのだ」(至楽篇)

参考文献：浅見鉄男著『21世紀の医学―井穴刺絡学・頭部刺絡学論文集』(近代文芸社)
　　　　　福田稔監修『免疫を高めて病気を治す「爪もみ」療法』(マキノ出版)
　　　　　石川洋一著『万病に効くふくらはぎマッサージ』(マキノ出版)
　　　　　福田稔著『病気が治る人の免疫の法則』(WAVE出版)
　　　　　安保徹著『免疫力で理想の生き方死に方が実現する』(さくら舎)
　　　　　石田秀実ほか監訳『現代語訳 黄帝内経素問 (上)(中)(下)』(東洋学術出版社)
　　　　　　　同　　　　『現代語訳 黄帝内経霊枢 (上)(下)』(東洋学術出版社)
　　　　　池田知久著『荘子全訳注 (上)(下)』(講談社学術文庫)

第 2 章

対談編

やらんばなるまい
医療革命!!

福田　稔
松田博公

- 対談編に寄せて　松田博公
- 患者に教わる思想
    - コラム1　古代医学の宇宙観
    - コラム2　伝統鍼灸の診断法と自律神経理論
    - コラム3　アイスマン：刺絡は世界中で行われていた？
    - コラム4　中国医学の天人合一と日本の富士山
    - コラム5　日本鍼灸と中国鍼灸の比較
- つむじ療法の技術
    - コラム6　後藤艮山と吉益東洞
    - コラム7　中国鍼灸の陽経治療
    - コラム8　近藤誠氏のがん放置療法をどう見るか
    - コラム9　日本的自然治癒力思想の流れ
- 福田稔名言録
    - コラム10　道元と「五観の偈」
    - コラム11　水野南北
    - コラム12　岡田茂吉

対談編に寄せて

松田博公

　私は、平成13（2001）年、後に『鍼灸の挑戦』（岩波新書）に収めた新聞インタビューのために、初めて福田稔先生にお会いした。新潟市の診療所の待合室には、アトピー性皮膚炎、潰瘍性大腸炎、乳がん、パーキンソン病など難しい患者さんが詰めかけていた。
　「難病のオンパレードだ、うちは。だが、ここでは難病じゃない。治るからね」
　歯切れの良い啖呵に魅せられて始まった13年間の断続的なお付き合いは、平成26（2014）年4月7日の先生の死去によって、断ち切られた。
　私の耳には今も、先生のブレることのない現代医療批判、患者への叱咤激励、つむじ療法に対する確信の声が響いている。ご一緒した研究会での講演、雑誌、FMラジオの対談、そして気血免疫療法の体験会やそれに続く歓談などで何十回となくお聞きしたものである。
　先生のメッセージは、外科医として患者を治せない悩み、メスを捨て自律神経免疫療法に踏み出す決断、技術的な試行錯誤、臨床家の名声と引き替えに襲った大病など、幾度もの危機を乗り越え、患者さんと対話する中で磨かれてきた。
　そこには、先生の強靭な個性と患者への愛が表現され、薬の過剰投与と営利に走る現代医療を克服する指針が語られ、次の時代の医療を担う医師、治療家、患者のあるべき姿が示されている。
　私は、こうした先生の肉声を一冊の本として残しておきたいと願い、

多忙な臨床の合間に割り込むように対談を重ねてきたが、その途上で先生は逝ってしまわれた。

本章では、既に収録していた録音内容のエッセンスを再構成し、「患者に教わる思想」「つむじ療法」「福田稔名言録」の三部にまとめた。キーワードについてもコラムを設けて解説している。

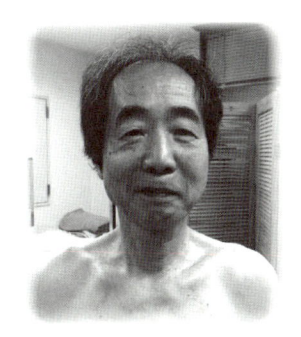

福田稔先生の治療を受けた直後の著者（ソーケンメディカルにて）。

読者は、先生が繰り返し強調するエピソードや個性的な言葉づかい、そして福田ファンなら一度は目にしたり、耳にしただろう定番の福田節、そして何よりも、ほかのどこにも記録のない技術的な秘話の再現を通して、ライブ感覚のうちに、終始一貫した先生の姿勢を味わっていただけることと思う。

対談での私の役割は、現代医学からも東洋医学からも異端視された先生の理論とわざを、私の専門領域である鍼灸思想の歴史に引き寄せて解釈し、そこに東洋医学の原型をみることであった。直感とひらめきに導かれ、文字通り手探りで展開される先生の治療スタイルは、古代の中国、日本で患者さんの治癒を祈り、ひたすら臨床に邁進する原初の名医の姿を彷彿させる。医療改革を求める先生の心は、未来の医療に向かうとともに無意識のうちにも古代の医療に帰っていたのである。

これは、「医者が治すのではない、患者が治すのだ」と語り、医療の閉塞と闘い続けた希有な医師の半生の回顧録であり、真の医療を求める治療家と患者さんを、魂の自律に向かって励ます福田先生の遺言である。

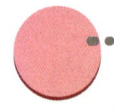

患者に教わる思想

■ 自然に学び、患者に学ぶ

松田 第1章でも紹介した「福田—安保理論」ですが、高血圧と虫垂炎の関係をきっかけに免疫学の安保徹先生と共同研究を始めたのは、平成6（1994）年でしたね。

福田 そうです。そして2年後の平成8（1996）年、約30年の外科医の経歴を捨て、井穴頭部刺絡をメインとした自律神経免疫療法に軸足を移しました。

松田 その後、大変なご努力をされて、現在のつむじ療法を核とする気血免疫療法に到達されました。さて、今回の対談に向けて、先生のこれまでのご著書を読み直してきました。どの著書でも、「福田—安保理論」の解説と自律免疫療法（現在は気血免疫療法）の技法の解説、先生独自の病気と人生についての考えが展開されています。その上で、爪もみ療法や磁気針によるつむじ・井穴押し、頭部マッサージ、理想的な食事法、入浴法など、養生法、生活改善術が紹介されています。

福田 多少の変遷はあったとしても、平成11（1999）年に出版した『難病を治す驚異の刺絡療法』(マキノ出版)の時から同じ考え方です。自分でもつくづくブレていないと驚きます。それに比べて今の医学はどこへいっているのかさっぱり分からない。

松田 おっしゃるとおりです。私自身、今まで何十回と先生に会い、力強い肉声を聞くたびに、そこに通底している「病を癒す根本は、患者さん自身が生き方を変えること、病を治すのは自分だ」とい

う考え方に感動してきました。それに「人はなぜ病気になり、なぜ治るのかを交感神経・副交感神経、およびそれと連動している白血球（顆粒球、リンパ球、単球）のバランスから読み解く」という理論は、古代からの医療の根幹である自然治癒力の思想、いのちの思想です（第1章「入門編」参照）。

福田 自分の家庭菜園で農作業をしながら、いのちとしての人の在り方を考えたんです。自然から多くのことを教えてもらうんですよ。それを「草取りの教え」と題して文章にもまとめました（第5章「治療家心得編」参照）。

松田 先生は患者からも、自然からも多くのことを教えてもらった。ところで、御息女・鳴海理恵さんも大学卒業後、アメリカで玄米食について学び、帰国後に鍼灸師になられました。その理恵さんの影響で、考え方が鍼灸に近づいたということはありますか。

福田 治療の仕方では娘のほうが上手ですが（笑）、私自身が気の世界に入ってきましたからね（第1章「気とは何か」参照）。

気圧と虫垂炎の関係から始まった

松田 福田先生は外科医としても優秀で、患者を治すのは医者の務めだと堅く信じてやっておられた。その反面、治せないという悩みが募っていった。

福田 そうです。再発ですね。

松田 手術した患者さんががんを取っても再発してしまう。

福田 そこが疑問だったんですね。

松田 その苦悩の時期は何年くらい続いたのですか。

福田 50歳くらいからです。それから、自律神経免疫療法というか、

刺絡療法に入っていったのは60歳前くらいです。

松田 その大きなきっかけが、自分がゴルフに行こうと準備している日曜日の朝、天気が良ければ良いだけ重症の虫垂炎の患者さんがやってきてゴルフに行けなくなる。これは一体何だ、ここには何か重大な問題があるぞ、というひらめきだったわけですね。すべては、そのひらめきから始まった。

福田 そうです。とにかく治せないんですよ。だから外科医としては面白くない。外科を辞めたいと教授に言ったわけです。そしたら、そんなことをされては困るから田舎の病院の院長になれと言われた。それでまず副院長として赴任した。勤務していたら、今言われたように天気の良い日に重症の虫垂炎の患者が来る。これは何でだ。これは面白そうだ。絶対解いてやるぞと思いました。

松田 もともと研究精神がおありだったんですね。

福田 いや、好奇心でしょ。見たがり屋でやりたがり屋。

松田 疑問を感じたら、やらんばなるまい。

福田 そして、毎日のように気圧を測って、虫垂炎を徹底的に調べ始めた。

松田 高度な気圧計もお買いになられたそうですね。

福田 初めは四〜五千円の気圧計を買ったけど、本当の気圧を測ろうと思って、十何万円のものを買いました。そしたら高気圧の時に重度の虫垂炎患者が多いというデータが蓄積し始めた。面白くて、面白くてしょうがなかった。なぜだろう、なぜなんだろうということの連続でした。

松田 似たような研究をしている人はいなかったのでしょうか。

福田 誰もいない。謎を解きに東京の気象台まで、2日泊まりがけで

出かけました。でも、「分かりません」と言われるだけ。気象台の人たちは虫垂炎のことまで興味は持たないよね（笑）。歴史を調べても、そんな研究はない。

松田　今なら気象医学も盛んだから、当時よりは関心を持つ人がいるかもしれませんね。

福田　日本温泉気候物理医学会というのはあるんです。だからそこに入ったんですよ。でも、そこでの話題は温泉のほうばかりで、気圧のほうは見向きもされなかった。東京には何度も何度も足を運んだんですよ。結局は分からずじまい。それで、新潟大学時代の元の教授が学長になっていたので、そこに行って話すんだが、「分からんな、分からん」。それだけ（笑）。

　もう答えの入り口は見えているんだけどね。がんも治せるのではないかと。でも、足踏みしていた。実は、35〜36歳頃だったか、水と土に関心がありました。山に行ったり、水のこととか、どの地方にがんが多いのかということを研究していたんですよ。

松田　調査研究には慣れていた。

福田　そうです。荒川の流域、信濃川から入ってくる水系など、どっちががんが多いか調べました。どっちも多くてわけが分からなくなってしまった。今では、そのことも、みんな繋がっています。水をきれいにして、土をきれいにして、からだをきれいにすれば、病気が治るということに繋がるんです。

松田　まさに身土不二、天人合一ですね。

福田　そうです。要するに、土を汚し、水を汚していればがんになる。そして空気。これを汚すなよということですね。そういう直感から、土を調べたり、水を調べたりしていたが、壁に突き当たって

いたところに虫垂炎が出てきた。神様はそういう道を俺に教えてくれたんじゃないかという気がしますね。

■ 突破口は斉藤章先生の自律神経理論

松田 「人は自然や環境に生かされている」ととらえるのは、医学の王道です。ギリシャのヒポクラテスから中国鍼灸の古典『黄帝内経』まで古代の医学書はすべて「人の心身と天地宇宙は繋がっている、四季のリズム、気候、風土に合わせないと、良い治療はできない」と書いてあります。伝統医療はすべてそこからスタートしている。今の医学がその感覚を失っているんです（コラム１）。

福田 そうです。すぐ薬を出したり、手術をする。どうして病気になったのかという根本を調べない。だから外科医になってからも、これではダメだと直感的に分かっていた。いくらリンパ節郭清をやり、完全に腫瘍を取り除いたと思っても、がんが再発する。そういう時に、気圧と虫垂炎の関連性についてひらめいた。これは一体何だ、そこにより良い医療に結びつく何かがあるぞと。それで、学長のところまで聞きにいったが、「それは分かりませんね」と軽くあしらわれてしまった。

松田 行き詰まった時に、その疑問を新潟大学の科学文芸誌『ミクロスコピア』（1994年 Vol.11 No.4「虫垂炎と気圧の関係」）に発表しないかと声がかかった。

福田 『ミクロスコピア』の編集長だった解剖学教授の藤田恒夫先生が救ってくれたんです。免疫学教授の安保徹さんと引き合わせてくれて、「虫垂炎の福田」とあちこちに紹介してくれた。ありがたかった。

松田　そうして、安保さんのリンパ球と副交感神経、顆粒球と交感神経は連動して働くという免疫理論と、虫垂炎の重症度と気圧とは関連するという先生の理論が結び付いていくわけですが、どういうプロセスだったのですか。

福田　突破口は、元東北大医学部講師の斉藤章先生（1908～1983年）の「正しい認識において無限の可能性が予約されるが、誤った認識においてはすぐ壁に突き当たり、一歩の前進も許されない」という言葉でした（第5章「治療家心得編」参照）。

松田　その言葉を知ったのは『ミクロスコピア』への発表後ですか。

福田　発表後です。安保さんに斉藤先生が書いた文章を見せられて読んだが、全然分からない。安保さんに難しいと言ったら、「読んだの？　分かるはずないよ」と言うわけ（笑）。俺はね、本はまず読まない。見るだけです。東京に1週間に1、2回は行っていたから、その時に新幹線に乗っている2時間半は見ていたんです。

松田　読むのではなく、見ていた（笑）。

福田　その時に、斉藤章先生の言葉の真実が分かった。それで先生のところに行ってみようということで、お墓参りをしたんです。お墓参りに行けば常に何かを教えてもらえる。そして案の定、教えてもらえるわけです。斉藤章先生の息子さんにお会いしたら、よく来てくれたということで本を出してくれた。その内容が見るだけで分かってきた。だからお墓参りに行くと大体分かるんですよ。変な男でしょ（笑）。

松田　まさに江戸時代の観相家・水野南北の再来ですね。

福田　いやいや（笑）。水野南北は面白い。まず、3年間は風呂屋に弟子入りします。それから床屋に行って3年。それから葬儀屋に3年。

人のからだを徹底的に見た。それで観相家という占い師になる（コラム 11）。だから、俺も占い師になれる（笑）。今は、つむじを見るだけで病気や性格が分かってしまうんですよ。

松田 その話は、後にしましょう（笑）。それからどのように「福田―

> **Column 1**
>
> **古代医学の宇宙観**
>
> 　西洋でも東洋でも古代の医療では、人は宇宙から生まれ、人のからだの構造も機能も宇宙と同じなので、宇宙の法則を無視すれば治療は成功しないと考えられていました。そのような思想を中国では天人合一観といい、ヨーロッパではマクロコスモス（大宇宙）とミクロコスモス（小宇宙）の照応と呼んだのです。
>
> 　二千年前に中国で編纂された『黄帝内経』は、天人合一観に貫かれた医書であり、「人は天地宇宙の気から生まれ、太陽や月に感応し、春夏秋冬の気によって育てられる」「一年が十二ヵ月だから、人体に流れる経脈も十二であり、それは中国の大地を流れる十二の河川に対応している。一年の日数は三百六十五日だから、人体の経穴も三百六十五である」「鍼をするには、天地陰陽の法則に則らなければならない。天の法則、地の法則に従えば治療は成功し、従わなければ災いが起こる」と説いています。健康な人は、天地宇宙の気がからだに流れ、天地宇宙と一体であり、何らかの原因で気が滞ると、病気になる。気の停滞を取り除き、再び天地宇宙との交流を取り戻すために鍼灸治療を行う、と考えられていました。
>
> 　古代ギリシャのヒポクラテス医学に起源を持つ、中世ヨーロッパの聖女ヒルデガルトの医療は、宇宙にある空気・火・土・水の四元素は、からだの血液・黄胆汁・黒胆汁・粘液の四体液と照応していると考えていました。四体液は、春夏秋冬の四季、木星・火星・土星・月の四天体の影響を受け、心臓・肝臓・脾臓・脳の四臓器と関係している。天地宇宙

安保理論」になっていくのですか。

福田　われわれがやろうとしていたことは、斉藤章先生の免疫系と自律神経は同調しているという理論と全く同じだった。その後も安保さんと一緒に行ってご家族に何度か教えてもらいました。斉藤

のすべての存在は、神の恩寵によって相互にバランスを保ち、それが崩れると病気になるのです。バランスを取り戻すために、ヒルデガルトはキリスト教的な懺悔の生活に加えて、自然のハーブや鉱物、食べ物を用い、音楽療法や瀉血、灸療法を行いました。

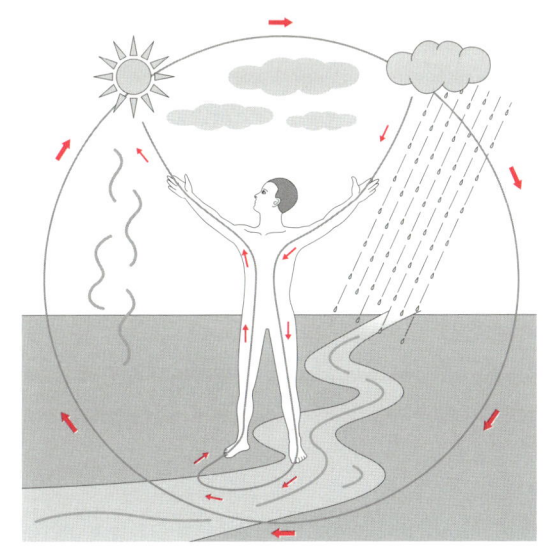

中国医学では、天の気、地の気、大地の河川は人体の経脈と対応している。

参考文献：・松田博公著『日本鍼灸へのまなざし』（ヒューマンワールド）
　　　　・ヒルデガルト・フォン・ビンゲン著『聖ヒルデガルトの医学と自然学』（ビイング・ネット・プレス）
　　　　・ビクトリア・スウィート著『神様のホテル 「奇跡の病院」で過ごした20年間』（毎日新聞社）

先生は苦学して東北大学に入って内科医になり、交感神経優位か副交感神経優位か、つまり自律神経のバランスで、白血球中の顆粒球とリンパ球の比率が変わるという研究結果を発表した。ところがそれによって学内で異端視され、大学で講義できるのは月に1回だけ。講義の持ち時間も5分か10分。20分話したら壇上から引きずり降ろされた。それでもっと講義させてくれと訴えていた。先生は失意の内に自宅を訪れる植木屋さんや大工さんを相手に講義し、発表論文を渡していたというんです。

　その時代はちょうど抗生物質やステロイドが登場し、化学薬品のめざましい力が注目され始めた頃です。どんな病気も薬で治るのに、何を古いことを言っているんだという感覚でしょう。痛ましい話ですよ。

松田　斉藤先生は大変ご苦労をされたんですね。

■「福田－安保理論」の誕生

松田　人のからだには、病気やけがを治そうとする自然の機能がある。薬や手術、鍼灸は、それを助けているのであって、治しているんじゃない。こうした「自然治癒力」の働きについて考えようとすると、自律神経理論なしには語れない。ところが現代医学は、自然治癒力の考え方を無視して成り立っているから、自律神経理論も排除される。鍼灸医学では望診、聞診、問診、切診という伝統的な方法で食欲や大便、尿、月経周期、睡眠などについて聞きますが、それは、結果からいえば交感神経が過緊張になっているかいないかを診ているんですね。寒熱を表すとされる遅い脈、速い脈も、自律神経が副交感神経に振れているか、交感神経に振れて

いるかの問題です。一般には、速い脈のほうにより注目して、交感神経過緊張を把握しようとしている。意図というよりも結果から言えることですが……。

福田 副交感神経の過緊張も良くない。どちらもからだが冷えてくる。

松田 古典派の鍼灸師にとっても、望聞問切で何を診ているかを現代医学的に理解できるので、自律神経理論は不可欠なんです（コラム2）。

福田 しかし残念ながら、今まで自律神経は病気の捨て場所にされてきた。つまり、医者が説明できない症状は何でも自律神経失調症にされてしまった。

松田 病気発生と治癒のメカニズムを理解するための最重要な理論が、原因不明の病気の代名詞になっていた。

福田 それで自律神経の概念も使いにくくなってしまった。それを戦前から研究していた斉藤先生の「生物学的二進法」の理論は、副交感神経優位の人はリンパ球が多く、がんや膠原病やウイルスに強い。交感神経優位の人は顆粒球が多く、細菌に強いというものです。斉藤先生は多くの病気をそれで診ていた。先生の生きていた間は全く省みられなかったが、ものすごい理論ですよ（第1章「気血免疫治療法のキーポイント」参照）。

　安保さんはそれを引き継いで展開していたので、そこに簡単に虫垂炎の重症〜軽症の形を当てはめることができた。だって、安保さんも俺も、同じくリンパ球と顆粒球を言っているわけで、データの構成が全く同じだった。ただ私の場合は、それに加えて虫垂炎のデータが入っていた。気圧が低くなった状態では、虫垂炎はアレルギー性を示していて、通常の2〜3倍に大きくなっていた。

松田　低気圧ではリンパ球が多くなるからですか。

福田　そうです。リンパ球が多いからそういう形になる。ところが、リンパ球がそれより少ない31％くらいだと、アレルギーではなくて軽症の虫垂炎になる。発病に至らない未病の段階です。他方、

> **Column 2**
>
> **伝統鍼灸の診断法と自律神経理論**
>
> 　「福田－安保理論」では、白血球の構成比から患者の体質を診断します。顆粒球60％、リンパ球35％、（マクロファージ5％）前後を正常値の基準とし、これより顆粒球が多いと交感神経過緊張、リンパ球が多いと副交感神経過緊張と判断するのです。交感神経過緊張だと、顆粒球が増え活性酸素を放出するので、炎症、潰瘍、組織破壊、血流不全が起こり、がん、膠原病、その他の病気になりやすい。副交感神経過緊張だと、リンパ球が増え血流不全や抗原抗体反応を起こし、アレルギー、アトピー性皮膚炎、花粉症、ぜんそくなどの病気になりやすい。がんの患者は、基本的にリンパ球が少なく、顆粒球が多い。リンパ球の数が増えるにしたがって、病態が安定し、治癒の可能性が高まるのです。
>
> 　交感神経と副交感神経の作用は拮抗しています。それはもともと人類の進化の過程で獲得された生理的な必要事項でした。覚醒して狩猟・戦闘を行う時には、交感神経が活性化し、負傷した傷から侵入する細菌に対抗しやすいように顆粒球が多いからだになっている。いっぽう睡眠・食事・休息・生殖を行う時には、副交感神経が活性化し、食べ物から入るウイルスに対抗するためにリンパ球の多いからだになるのです。
>
> 　中国医学を引き継ぐ日本の伝統鍼灸では、脈診や問診、体表観察で患者の病態と予後を把握します。手首の脈を診る脈診では、特に速い脈に注意します。体表観察では、腹筋や脊柱筋などの緊張に重点を置いて把握します。問診では、食欲はあるか、便秘傾向はないか、不眠はないか、生理痛はないか、などを聞きます。こうした診断内容は「福田－安保理論」

重症の虫垂炎は気圧が高くて1020hPa（ヘクトパスカル）を超えた場合。気圧が高いと炎症がひどくて破れ虫垂炎になる（表❶）。

松田 気圧が高いと顆粒球が多くなって活性酸素が発生し、組織破壊がひどくなるからですね。

でいう交感神経過緊張症候群に注目して患者を診ているのです。血液検査を待たなくても、伝統鍼灸の脈診、問診、体表観察から、自律神経のアンバランスはかなり推察できます。治療によって、これらの愁訴が解消すれば、自律神経も調和を取り戻したことが分かります。

伝統的診断法	脈診	問診	体表観察
	脈が速い	不食　不眠　便秘　生理痛	腹筋・脊柱筋緊張

福田ー安保理論

交感神経過緊張（顆粒球＞60％、リンパ球＜35％）
＝
増えた顆粒球が活性酸素を放出、組織破壊、炎症、潰瘍、血流不全が起こり、がん、膠原病、その他の病気になりやすい

参考文献：・福田稔著『病気が治る人の免疫の法則』（WAVE出版）
・福田稔、福田理恵著『病気は血流をよくして治す』（実業之日本社）

福田　そうです。それは全く斉藤章先生の理論と同じだった。だから虫垂炎とそれをくっつけることができた。これはがんも同じになるぞと思いましたね。この理論で全部通るんだと。案の定その通りになってきている。斉藤先生のような偉大な先人がいてくれたおかげです。そこに安保さんがいてサポートしてくれた。その前には、藤田恒夫教授がいた。藤田教授がいなかったら、そこに繋がらない。

松田　まさに福田先生は、縁によって支えられてきたんですね。

福田　そうです。だから自分だけの仕事ではないんだ。世の中全体の仕事だと思えば、強く言える。強過ぎて悪口も出始めちゃうから、これはいかんと（笑）。

松田　こうして、「高気圧の日には交感神経が活性化して顆粒球が増える。増えた顆粒球は２〜３日で死ぬが、その際、活性酸素を放出し組織を傷つけて重度の虫垂炎を引き起こす。逆に低気圧の日には副交感神経が優位に働いてリンパ球が増え、アレルギー性の虫垂炎になる」という結論を得た。それはただちに、「病気には交感神経の過緊張で顆粒球が増え、組織破壊を起こしてなるものと副交感神経の過緊張でリンパ球が増え、アレルギーを起こしてなるのものがあり、それぞれ自律神経を調整することによって治癒す

表❶　気圧と虫垂炎の関係

虫垂炎の程度	平均気圧（hPa）	平均気温（℃）	平均湿度（％）
軽　症（35例）	1011	15	72
中程度（47例）	1013	16	70
重　症（30例）	1019	11	72

る」という「福田－安保理論」の誕生となった。

浅見鉄男先生の刺絡治療に出合う

松田 しかし、「福田－安保理論」そのものは、治療方法を教えてくれない。理論はできたが、治療方法が分からない。そこから新たな模索が始まるわけですね。

福田 平成7（1995）年からですよ、一番苦しかったのは。そして刺絡をやっていた横浜の浅見鉄男先生と出会った。

松田 刺絡治療を実践していた浅見先生との出会いがなかったら、薬による治療法を考えるしかなかったわけで、そうなると、袋小路だったでしょうね。

福田 安保さんと東北大学医学部で同期だった人に加藤信世さんがいて、浅見先生に手足の指の井穴と頭部を刺絡して自律神経を調整する治療法を習っていた。その加藤さんが、安保さんにこんな治療法があると教えてくれた。これも運命だね。さっそく、川崎でやっていた浅見先生の講習会に行って見ていたら、何てことはない、注射針を人差し指と薬指に刺すだけ。ポンポンと刺してギューッと血を絞って、あとは百会ですよ。一緒に行った安保さんがやってもらったら、その場で肩こりとドライアイが治ってしまった。からだが震えるほど感動したね。これだと思って早速やり始めた。

　はじめは浅見先生と同じ方法だったが、2〜3年後には注射針ではなく、使い捨ての刺絡器具を使うことにして、そこから進展した。同じ頃、井穴の使い方で考えが違ってきた。浅見先生の方法は人差し指（副交感神経）と薬指（交感神経）を刺激するもので、

これだけでは交感神経と副交感神経のバランスがうまくとれない。使う指の数が少ないんだ。そこで、全部の指をやったらどうだと思ってやっていたけれど、まだ薬指は抜いていたんだね。薬指は交感神経を刺激するという理論だから、これはやらないほうがいいと。そしたら、鍼灸師からいろいろ文句が出てきた。

松田 鍼灸師は5本指全部使いますからね。薬指の井穴は、関衝という名前の手三焦経の重要穴だから、それを使わない福田理論はおかしいという声は、私の耳にも入っていました。

福田 そこで、調べたんです。当時、安保さんの助手をしていた渡邉真弓さんに頼んで、学生を30人くらい集め、5本指を全部やった場合と薬指を使わない場合と、薬指だけの場合を調べたら、薬指だけにやると交感系が優位になり過ぎてしまった。薬指を抜いた4本指だけの場合も副交感系に傾き過ぎる。白血球の数が増えてバランスがとれたのは、5本指全部にやった時だった。データはちゃんと出ました（表❷）。

表❷　薬指関連の爪もみの効果（平均）

	白血球数（個）	顆粒球（％）	リンパ球（％）	リンパ球数（個）
薬指を除く4本の指への刺激（9例）	5,500 ↓ 5,900	54.5 ↓ 52.1	35.7 ↓ 39.5	1,963 ↓ 2,330
薬指への刺激（10例）	5,600 ↓ 6,200	51.9 ↓ 58.9	37.3 ↓ 32.9	2,089 ↓ 2,040
5本指への刺激（12例）	4,444 ↓ 6,515	55.5 ↓ 57.9	42.8 ↓ 39.8	1,920 ↓ 2,579

（資料提供・渡邉真弓）

松田 このデータを踏まえて、今は指を全部使っている。そして、家庭療法として「爪もみ」も考案されました。両手両足の爪の根元をもむだけの簡単なやり方だけど、いいですね。私はこれをやり始めてから寝付きが良くなったし、新聞記者時代に同僚の女性から、入院中の母に「爪もみ」をしてあげたら元気になって、予定より退院が早かったと喜ばれたこともありました。

福田 いつも言っていることですが、刺絡の時に薬指を使わないと、リンパ球が増え過ぎる。リンパ球が多過ぎるのも良くない。それによって気が欝滞して起こる乳がんも多いからね。つむじ治療で気を通してやると、すぐにリンパ球の数値が落ちる。しかし、リンパ球が40数％になると、数値がなかなか落ちない。食事も原因になるが、総じて太り過ぎで肌の白い女性は、リンパ球が多いので気が停滞してがんになりやすい。結局は丹田を冷やすのが良くない。

松田 逆に「薬指だけ使うことはするな」とお書きになった先生の本もありますね。

福田 薬指だけを使うと交感神経系が強くなり過ぎる。リンパ球が減少し顆粒球が増え過ぎてしまう。一般的にがんを含め多くの病気は、ストレスによる交感神経過緊張から起こり、顆粒球過多、リンパ球過少になっている。だから、副交感系を高めて顆粒球を減らし、リンパ球を増やしてやらなくてはならない。それなのに、薬指だけ刺絡すると交感神経系優位になって顆粒球が増える。それは危ない（第1章「爪もみ療法」参照）。

松田 それぞれの指に交感、副交感の自律神経を当てはめる浅見理論は、基本的に正しい。浅見先生に出会った時、これはいけると思っ

たわけですね。

福田 これは何かあるぞと、ピンときた。ただ、長い注射針でやるのは改良しないといかんと思った。それで誰でもできる器具を探そうとした。

松田 私が『鍼灸の挑戦』（岩波新書）にまとめた新聞連載記事の取材でお邪魔した平成13（2001）年、先生は侵襲の少ないレーザー針を使ったり、いろいろ試されていましたよね。

福田 そういうこともあったよな。いろいろ試してふるい落としたら残ったのが刺絡だった。刺絡のような瀉血治療は新石器時代にはもう存在したらしいね。1991年にヨーロッパのアルプスで発見された5200年前のアイスマンの遺体にも鍼の傷痕が見つかったというが、あれは鍼というより血を出す刺絡だよ。

松田 シベリアでも、同様な箇所に入れ墨をしたミイラが発見されています。新石器時代には、世界中で素朴な刺絡療法が行われていたんですね。それが遊牧民の移動とともに中国に伝わり、気の理論、天人合一思想、陰陽論、五行論という理論的な枠組みを得て、鍼灸医学として体系化された。2000年前に原型が整ったとされる医学書『黄帝内経』の治療法は、鍼や灸より圧倒的に刺絡なんです。ルーツは、遙か石器時代にさかのぼります（コラム3）。

福田 大昔から人類の治療の知恵にはすごいものがある。現代人が知らないだけだ。

■ 灸による「補」のわざを取り入れる

福田 ということで、刺絡をずっとやってきた。ところが、平成24（2012）年に膵臓がんの女性が来院した。来院時は転移して弱っ

た状態。気功師が一生懸命治療をやっていたが、お手上げとなって連れてきた。それで治療してみたんだが、足の末端がものすごく冷たい。いくらやっても冷えがとれない。普通はとれるんだけどね。その膵臓がんのおばちゃんは、足の冷えが全然とれない。

　そしたら娘の理恵が、「お父さん、足の冷えているところにちょこっとお灸をしなさい」と言うんだね。その通りにしたら、ぐんと良くなった。それがきっかけで、刺絡に加えて灸という「補」のわざを取り入れることにした。つまり、俺の場合は、この20年近く刺絡オンリー。それだけでも普通の治療よりもはるかに良いわけだが、台座灸を足したらさらに良くなった。これは何だというと、「補」のわざなんだ。

松田　鍼灸医療は『黄帝内経』で、「からだの虚実の状態に対し鍼灸で補瀉をする」という定式を打ち立てました。先生も、経験の中から、気が枯渇して冷えている状態には灸で補うというわざに到達された。刺絡は邪気を「瀉」し、お灸は正気を「補」すということですね。

福田　そう、「福は内、鬼は外」だよ。それをやってほとんどの病気は治る。今日だって、末期がんの人に治療したら、呼吸が楽になったと言って、にこっと笑って帰っていったでしょ。肺がんから転移してあちこち痛くて、呼吸が乱れていたのに楽になるのだから、この「補瀉のわざ」は並じゃない。今は丹田の治療も入っているけどね。

松田　刻々と変化していく先生の治療法は、停滞とは無縁ですね。

福田　以前より汗もたくさん出て、からだも芯から温かくなるようになった。治療も進化する。

松田　順調に来られたようですが、その間に心不全で倒れられたり、

第2章 対談編

　　うつ病になったり、いろいろな出来事があったわけですね。
福田　そうです。自分を治せなかったら人は治せない。自分を治せたから、人を治せるようになった。
松田　「自然治癒力が95％、医者の力は5％だ」と繰り返し語ってお

> **Column 3**
>
> **アイスマン：刺絡は世界中で行われていた？**
>
> 　1991年、ヨーロッパ・アルプスの氷河の中から、5200年前の毛皮を着た狩人姿の男性の遺体が発見されました。アイスマンと命名された彼の腰椎、右膝、足首および左のふくらはぎなどには入れ墨が施されており、解剖した医師は、彼は坐骨神経痛を病んでいて、入れ墨は、現代の鍼灸術の治療点と一致すると報告しました。それより前、1947年、南シベリアのアルタイ山中のパジリク古墳から発掘された男性のミイラにも同じ箇所に入れ墨が見られました。それらは、とがった道具で皮膚から血を出す鍼治療の一種、刺絡の跡だと推定され、石器時代には、ヨーロッパからシベリアにかけて広く、素朴な刺絡治療が行われていたという、鍼灸の起源の謎を解く仮説が浮上したのです。
>
> 　人類学者の吉田集而氏は、「石の鍼を痛む箇所に刺すというような鍼治療は石器時代に遡る。鍼治療はかつて世界中にあったが、東部シベリアから中国に伝播し、中国思想と結びついて集大成された。経絡という考え方が出てきて初めて、中国鍼灸が成立する。あるところを突くとどこかに繋がっているということを発見したのだろう」と述べています。(「鍼灸の起源を考える」『全日本鍼灸学会雑誌』2000; No.50-4)
>
> 　中国医学の古典『黄帝内経』に記録されている鍼治療のほとんどは、刺絡であり、同様な皮膚から血を出す治療は、古代文明の各地で行われていたのです。
>
> 　紀元前5世紀のギリシャでは、四体液説（血液、粘液、黄胆汁、黒胆汁）を唱えたヒポクラテス派の医師たちが、中国の経脈によく似た生命

られますね。

福田　一日中患者の側にいる医者はいないでしょう。自分が病気になったから分かるんだが、患者は自分の力で立ち直るしかない。医者の力はわずかなものだということです。まず自律すること、治癒

エネルギーの回路をからだに想定し、それを調整するために血を出す瀉血治療をしていました。

　紀元前17世紀のエジプトのパピルス文書には、すべての病気はからだにあるメトゥという脈管の停滞、バランス失調から生まれ、それを疎通させ、有害物質を排除すれば癒えるとして瀉血療法が記載されています。

　紀元前15世紀のインドでは、ナーディという臍に発する脈管が認識され、瀉血が実施されていました。

　中米で紀元前4世紀から栄えたマヤ文明にも中国医学と似た「風の経脈」の考え方があり、体表の治療点に対する瀉血や灸が行われていて、治療点の多くは、経穴と一致しています。マヤ文明は新石器時代にベーリング海峡を渡り旧大陸から移住した古モンゴロイドの人々が作った文明だという説もあります。

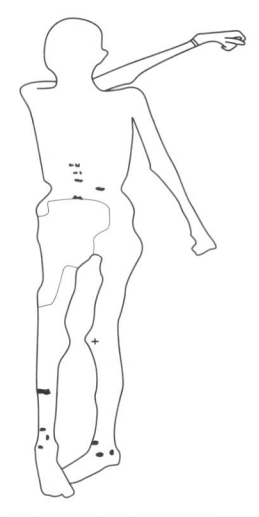

アイスマンの入れ墨の跡

参考文献：朱兵「経絡有舶来的成分嗎？」中国鍼灸 2005年10月号、北京
Peter T.Dorsher「The Neuroanatomic Basis of The Acupuncture Principal Meridians（経脈の神経解剖学的基礎）」インターネットで入手可能。

の道はそこから始まる。

■ 心不全に倒れうつ病に襲われる

松田 それでは先生の大病体験と克服の過程をお話しいただけますか。平成13（2001）年に脳梗塞と心不全で先生は倒られました。がんやアトピーの治療でマスコミの脚光を浴び、殺到する患者さんで忙殺されていた最中の出来事でした。

福田 相当、無理をしていたと思うね。週1回は東京、残りの5日は新潟。往復しながら診ていた患者は、毎日70〜80人はいた。悪い気ももらっていたんだね。それと、俺の治療を習いたいという医者が集まって自律神経免疫治療研究会を発足させたばかりで、「日本の医療はこれで変わる」と意気込んでいた。そしたら、突然、心不全で倒れてしまった。

松田 その時はバイパス手術で助かった。しかし退院後、今度はうつ病が待っていた。

福田 「変わった医者だったが、病気で倒れてから、ただの年寄になった」と思われたくないとあせって、退院後1ヵ月で治療を再開した。ちょうどTBSテレビの報道特集で私のがん治療が放映され、治療の依頼が殺到していた時で、ある種の達成感が訪れると同時にそれまでにはなかったほどの大きな脱力感に襲われた。「これで終わった」という感じになって、そこからドーンと気分が落っこちていった。自分自身の養生も治療もしないでやってきたものだから、一気に悪いものが落っこちてきた。これは神様が、「驕るなよ、謙虚になれ」と教えてくれたとしか思えない。

松田 その時はどれぐらい患者さんを診ておられたのですか。

福田　再開後は50〜60人だね。俺の治療は早いから。当時は灸の「補」はなくて「瀉」だけ。今のように体幹への治療はしていないので、5本の指とつむじだけの治療ですね。

松田　気血免疫療法の中心となるつむじ療法を、その頃から始めていたのですか。

福田　そうです。東京で浅見先生と加藤信世さん、安保さんと話していた時に意見が分かれるわけです。百会をやらなくてはならないとか、いやそんなことはないとか。

松田　加藤さんは今も百会を使ってやっておられるようですね。成果があるから、やっておられるわけですね。

福田　それはそれでいいです。私はある時、百会という中国医学の固定的なツボは、必ずしも気を通す本当のツボではないと気付いたんです。それよりも、百会より後ろにあるつむじが、気を通せる場所ではないかと。福井県の道元禅師が修行した寺に行き、仏様の姿を見て何でそんな姿勢をしているんだと思ったことがきっかけですね。仏像の光背は頭の後ろにあるでしょ。それが北極星に向かっている。北極星から気が入るんだと、直感的に思ったわけ。角度が問題なんだよねと、「地球の傾きは15度？　……これはつむじの傾きだ」つむじを宇宙に向かって通す線は、15度の傾きではないかとひらめいた。俺の直感って当たるんだよね（笑）（図❶）。

松田　それは、この後でもう一度話題にさせていただきます。心不全から立ち直られたのに、頑張ってしまった結果、今度はうつとの苦しい付き合いが始まった。

福田　薬を飲み続けても、うつ病は改善しないんだよ。何度も自殺を考えた。「殺される」という恐怖感が強かった。からだの毒、心の

毒が溜まっていた結果だね。毒の抜き方も分からなかった。心臓の手術で健康になったと思っていたが、本当の毒は抜けていなかった。そこで抗うつ薬をやめたんです。それに1年半かかりました。抗うつ薬は交感神経を高ぶらせて落ち込みから立ち直らせようとするから、副交感神経の働きを邪魔して、毒抜きを妨げる。

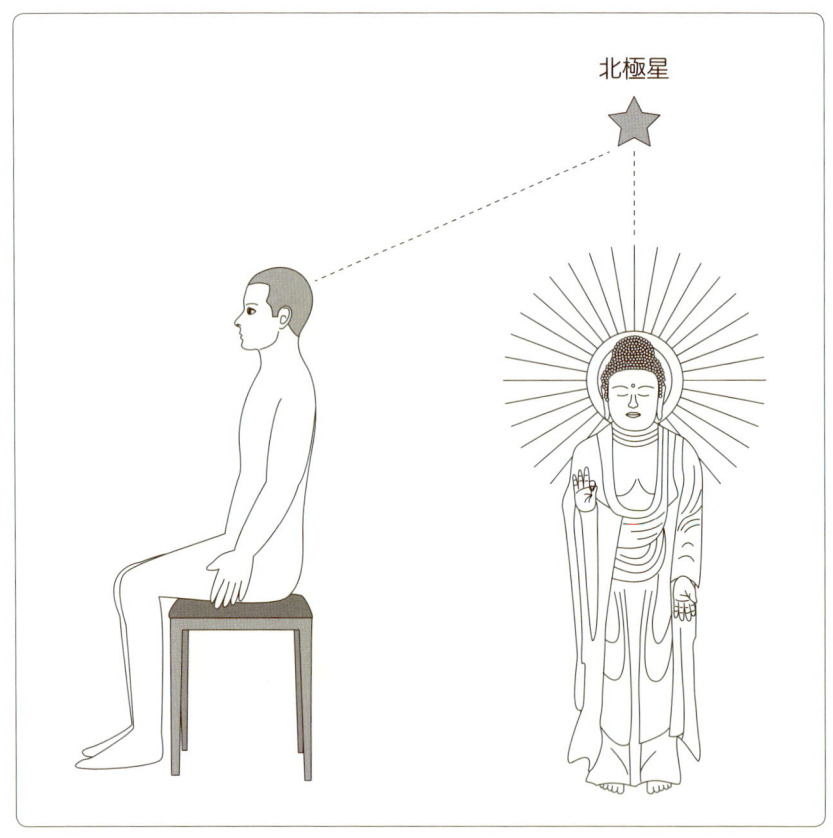

図❶　北極星に向かうつむじと仏像の光背の図

抗うつ薬を畑で燃やす

松田　薬に批判的な先生が抗うつ薬をお飲みになった理由は何でしょうか。

福田　うつの治し方が自分では分からなかった。それでしょうがなく当時私の治療を習っていた内科医が、処方した薬を飲んでいた。

松田　薬は症状を抑えるだけ。そして、症状は苦痛を伴うものですが、基本的には生体が自らを癒そうとする治癒反応なので、一時的にはともかく長く抑え続けると治癒反応が抑制されて病気は治らず害が出てきます。これが薬害のメカニズムですよね。

福田　薬ばかりが増えて胃も悪くなった。心の毒に加えて薬の毒も溜まって、ますますうつが進んでいく。薬が20剤を超えたところで、これはいかんと薬を断つ覚悟をした。その後2年間、つむじを中心に頭部刺絡をして良くなっていった。毒が出たんだね。その毒出しの意味が分かったのが、2004～2005年。つらい体験をしたおかげで治療法を見つけることができた（第5章「治療家心得編」参照）。

松田　心不全といういのちの危機に迫る大きな転機があっても、その時は、まだ反省が足りなかった（笑）。

福田　反省はうつ病になってからだね。脱却するために、まず薬をやめたら良くなるはずだと思い、畑に持っていって燃やしてしまった。その時は強烈な匂いがした。そのまま灰にしておいたら、そこにヨモギとかセリなど野草がいっぱい生えてきた。やはり「身を捨ててこそ浮かぶ瀬もあれ」だね。

松田　薬を焼却したのが面白いですね。薬を天に返す、燃やして浄化する儀式ですね。

福田 そんな格好よくはありません（笑）。薬では治らないことに気が付いた。だったら燃やしちまえと。自分は死んでもいいと思ったわけです。

松田 普通の方は燃やすまではしないと思うけど、いかにも先生らしいな。

福田 自殺するんだったら全部捨てようと思った。だから怖くない。殺すんだったら殺してみろと。初めは怖かった。いつやられるのかとその心配ばかり。自律神経免疫療法を始めて、効果を上げたら必ずお返しがくるぞと思っていたけれど、自分自身にくるとは思わなかった。それでうつが強烈になっていった。

松田 医学界の反応を含めてですか。

福田 どこからも追い出されたからね、片っ端から。いや、そういうこと言ってはいけません（笑）。お医者さん方から勉強させていただきました。

松田 医学界から排除された事実はあったわけですね。

福田 それを助けてくれたのが斉藤章先生だった。TBSテレビの斉藤道雄さんも私を紹介して、もっと助けてくれました（笑）。

松田 メディアは怖いです。個人の力ではコントロールできない。

福田 怖いです、大き過ぎて。しかし、今は怖くないですね。なぜかといったら、今のこの治療は人を救えるし、患者も救える。こんなに強いものはない。いつ死んでもいいと思ったら怖くない。その心境に入れるかどうかですね、この治療は。

松田 先生は、禅の教えにあるような無心の境地をいっておられるのですか。

福田 そうです。己を捨て、欲も名声も捨てて患者のからだに向かい、

患者と一体になって無心に気を流し毒を出してやれば、患者は自ずから治る。その境地ですね。

■「頭寒足熱」にして「毒出し」すればいい

松田 先生はうつになられて、学ばれたものが非常に大きかった。

福田 大きかったですね。

松田 先生のうつからの回復をいろんな人が助けてくれた。東京の鍼灸師で気功師の方が新潟にやって来て治療してくれた時に一言、「頭寒足熱」と言ったんですね。

福田 「毒出しをしろ」と言ったのもその人です。衝撃を受けました。こんな言葉があるのかと。「福田－安保理論」も理解していました。治療法は後頭部の鍼と背中の気功で、「これは頭寒足熱の治療です」と言われ、何のことか分からずあっけにとられていた。現在ならすぐに分かります。俺はその時、逆の状態の「頭熱足寒」になっていたので、のぼせている気を下げて足に流し、毒出ししてやれば良かった。そんな簡単ですごいことを、あっさりと教えてくれた。その後、その人はどこに行ったか、行方不明になってしまった。仙人みたいに不思議な人だった。家族を始め、いろんな人に助けてもらいました。

松田 現在の先生の治療は、磁気針による刺激療法、井穴と頭および全身の刺絡、台座灸、それに血流を改善する仙人穴治療とふくらはぎ療法を併用して、「頭寒足熱」「毒出し」をしているのですね。

福田 私の治療は、つむじ療法も下腿をもむふくらはぎ療法も仙人穴も、みんな痛い治療法として知られているが、治療後には顔も姿勢も、しゃべり方まで変わる。

松田 言葉をしゃべるのも気の力ですよね。天の気は、先生がおっしゃるようにつむじから入るし、皮膚からも入る。鼻からも入って肺に行く。地の気は、食べ物を通して胃に行く。この天の気と地の気は体内で融合してからだの隅々まで満ち、言葉を発する気となる。だから、気が通れば言葉もうまく出せて、しゃべり方も変わる。昔の中国医学には、患者の声を聞いてどの臓器が病んでいるか診断する「聞診」という方法もありました。

福田 俺の治療を見たよね。患者は皆、気が腰から下にストーンと降りて、足に響くと言っていたでしょ。あれですよ。全身の気を通す。通れば病気が治る。そのラインは、首で止まって、腰で止まって、膝にも止まるが、膝はどうってことはない。

松田 3点だとおっしゃっていますよね。

福田 気の通る線が3本ある。交感系と副交感系のラインが上から下に流れ、その2本の境目あたりに3本目がある。これが分かれば簡単ですよ。だって、呼吸困難だった患者が、松田さんの目の前で楽になっていったでしょ。

松田 彼女の場合も、足が冷えて、熱が上にのぼせ鬱滞していたんですね。

福田 だから呼吸も困難なんです。下に落としてやればどうっていうことはない。ただ、そのわざは簡単にはできない。

松田 「頭寒足熱」という言葉は日本でも普通に使われてきました。健康法の極意とされ、受験生なんかにも、勉強ばかりしていると頭に血が上るから、足を温めて「頭寒足熱」にしなさいと親が言うくらいです。

福田 これからもっと広まるでしょう。ところで、呼吸には口呼吸と

鼻呼吸があるが、その違いは分かりますか。それも「頭寒足熱」と関係がある。口から出た息は温かい。それは熱をからだから出しているんです。

松田 頭にある鬱滞した熱い気を、口から出している。頭を冷やす作用が口からの呼気にはある。

福田 鼻で涼しい気を吸って、口から熱い気を出すのが良い呼吸法。それを1日に2、3回しっかりやるだけで、「頭熱足寒」が改善される。頭が涼しくて良くなりたかったら、口で吸うのをやめろと、今日もアトピーの子どもに言ったんだ。口で呼吸すると短く呼吸をしてしまう。だから肺に入れた古い気をゆっくり出せない。実験したら、面白い結果が出た。要するに、口呼吸をして出した空気の温度と、鼻呼吸して出した温度を測ると、口から長くハーッと出した方が温度は熱い。ハッハッハと出したほうは冷たい。だから、「頭寒足熱」にするには、吸う時は鼻呼吸、吐く時は長く吐く口呼吸にすればいい。

■ 上は冷たく下は暖かい富士山

松田 呼気を長くする呼吸法は自律神経のバランスを調整できる数少ない方法の1つとされています。先生の考えは、古代中国から伝わる「吐故納新（古きを吐き新しきを納れる）」の養生法と全く同じですね。『荘子』という中国戦国時代の思想書に、「吹呴呼吸、吐故納新」とあります。

「吹呴呼吸」の「吹呴呼」は吐くことで、口から吐くのに重点を置いた呼吸法です。「吐故納新」は、体内に溜まった邪気を吐いて毒出しをし、新鮮な気を入れることです。先生が直感でそれをつ

かまれたのは驚きですね。

　ついでに言えば、中国古代の鍼灸術には「天人合一」思想が貫かれています。どういうことかというと、人は天地宇宙から生まれた存在で、人のからだの機能も構造も天地宇宙をかたどっている。だから、人のからだを知るには、天地宇宙を知らなくてはならない。天地の陰陽と春夏秋冬のリズム、上下左右四方への気の循環を知り、それをからだに当てはめれば分かる。経脈、経穴、蔵府の考え方もそこから出てきました。そうすると、天は晴れていて涼しい風が吹いていて鬱滞のない状態が正常です。大地は生命を育みどっしりと安定し、温かい状態が正常です。だから天地に合わせて、人の上半身、下半身もそうあらねばならない。「頭寒足熱」が人の健康な状態ということになります。それがひっくり返っている時、気を調整して元に戻してやるのが鍼灸術です。そういう天人合一の大きな宇宙論的人間観を忘れて、経脈、ツボ、虚実補瀉などの技術論にこだわっているのが、多くの現代の鍼灸家です（コラム４）。

福田　俺は同じことを、富士山を見ればいいと言ってるんだよね。上は冷たく、下は暖かい。

松田　まさに天と地ですね。先生の医学は、ご自身が自覚されているか否かにかかわらず、アジアに伝えられてきた中国医学の古い伝統を、宇宙論も含めて引き継いでおられる。中国鍼灸学の古代の原型が息づいている。そこが素晴らしいと私は思っています。

福田　ノーベル賞をもらえますか（笑）。

松田　ノーベル賞をもらえない理由があって、産業に結び付いていない（笑）。今のノーベル賞はある時から変質していて、産業利益に

結び付いています。医学賞は医薬品産業がもうかる発見、発明でないともらえない。株の理論が経済学賞を取った時に、裏が分かってしまいました。人々もメディアも、現代文明の拝金主義の構造を批判できなくなっています。先生の医療の対象は文明そのものです。天地宇宙は治るようにできている。それに合わせて人も治るようにできている。そこを信じよ。医療産業に取り込まれるなと。

福田　そこまで言っていただけると私は幸せです。その通りです。全部変えなくてはならない。だから、遺伝子操作なんてする医療は最悪だ。神の領域を完全に超えている。なんで神様を平気で超えたんだろう。

松田　人が神になったわけですね。キリスト教文明というのは、中心に唯一の全知全能の神を設定するわけだから、論理的には、結局、人間が神になることになりますよね。アジアがそれに抵抗感を持つのは、唯物史観を建前とする革命後の中国でさえ、今なおアニミズム的な八百万の神々の信仰が生きているからなんでしょう。アジアの神々は、唯一の真理を担っている絶対神ではなくて、良いことも悪いこともする、失敗も間違いもする、われわれ同様のいいかげんな神々なんです。

福田　今は、何かが狂っていますね。

「難病」なんてものはない

松田　先生のつむじ療法では、つむじは一人ひとり違うんですよね。それが非常に面白い。百会ですと、経穴だから1つなんですよね。個人個人のズレは認めても、いちおう系統的、法則的に1点を割り出しているのが中国医学の百会です。百会というのは、指標で

Column 4

中国医学の天人合一と日本の富士山

　中国古代医学では、人のからだの構造は天地宇宙と同じだと考えました。これを天人合一観の医学といいます。2000年前の医書『黄帝内経』は次のように述べています。

　「天が丸く、地が四角いのと対応して、人の頭は丸く、足をそろえると四角形である。天を陽とし、地を陰とすると、人の腰以上は天で、腰以下は地である。からだの上部は天だと考えて頭を養い、下部は大地だとして足を養い、中部は人事の領域と考えて五臓を養うべきである」

　「清くて軽い陽の気は上って天となり、濁って重い陰の気は下って地となる。地の気は上って雲となり、その天の気は下って雨となる。天の気、地の気はこのように循環している。人においても、清くて軽い陽の気は目、耳、口、鼻の五官の穴から出て、濁って重い陰の気は大小二便の穴から出る」

　天地と人は対応し感応している。天は、涼やかに風が吹き雲もなく、何ものも蔵しない青空が理想型です。地は、どっしりと構え、温かく包容力をもって生命を育んでいるのが健康な状態です。そして、天の気は下がり、地の気は上がって循環してやまない。人もまた、頭、胸は涼やかで憂いがなく、下半身は気が充実して温かくなくてはならない。すなわち、頭寒足熱の状態で、気が上下に循環していてこそ、健康なのです。

　ところが病気になると、「頭寒足熱」は逆転し「頭熱足寒」になります。頭を中心とする上半身に気が熱っぽく鬱滞し、下半身は気が虚して力がなく寒々と冷えている。気が陽と陰に分離して停滞している。この状態が極端になると、陽の気は暴乱を起こして突き上がり、脳卒中や急性精神病の発作をもたらす。あるいは、陰の気の停滞が激しくなって陽の気を衰退させ、閉じこもりや鬱症状をもたらす。『黄帝内経』は、それを「上実下虚」と名づけます。「耳鳴りがするのは、陽の気がすべて上に踊りあがるからです。甚しい時には、発狂してしまうが、それは陽の気がことごとく上にあり、陰の気が下にあり、上下の気が循環せず、上実下虚の状態になるからです」

中国医学はこのように論理的、構造的な説明をします。福田稔氏は同じことを、「富士山が健康な状態だ」とシンプルに表現します。「富士山は上は雪があって白くて寒くて、下は裾野が大きく広がっていて美しい形だ。それが健康の姿なんだよ」日本人は、奈良、平安の昔から、輸入した中国医学の真髄をシンプルに把握し、直感的に磨き上げ、固有の実践的な日本医学を作り上げてきました。福田氏はその日本医学の流儀を現在に生きる人なのです。

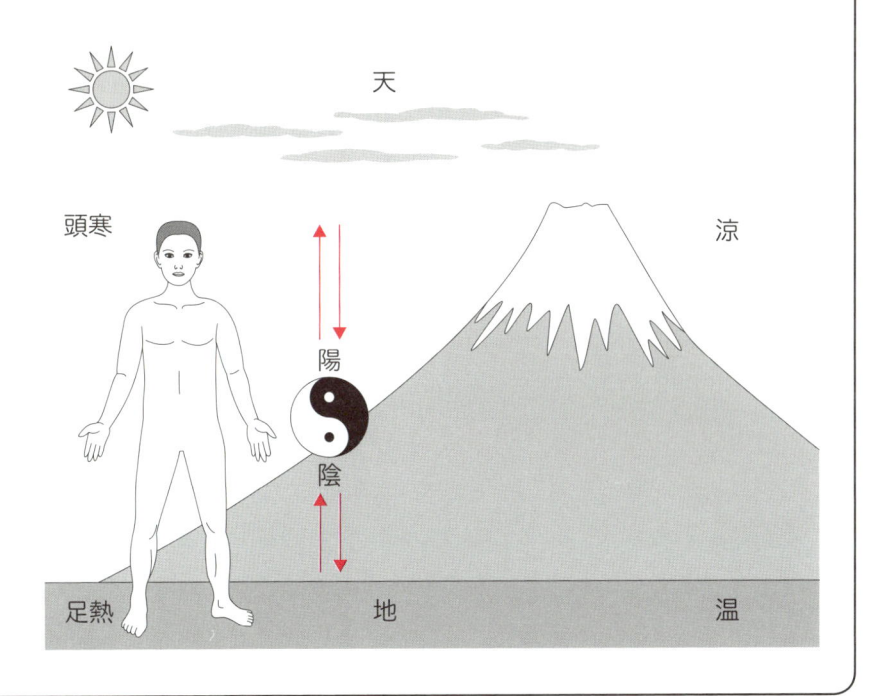

天

頭寒　　　　　　　　　　　　　　　　涼

陽
陰

足熱　　　　　　地　　　　　　温

ありマニュアルですから、それにこだわり過ぎて治療すると効かないことがある。先生の治療の優れたところは、触って確認することです。一人ひとりの違いを触って確認する。

福田 それで性格も分かってくる。

松田 触って確認することも現在の中医学とは違う、中国古代医学のやり方で、同時に日本医学の方法です。日本医学は教科書的な法則性を無視はしないけれど、それよりも治療家が手指の感覚で確認することを重視します。それは既に平安時代には顕著になっていた日本固有の傾向とされています。先生の治療がアトピーやがんなど「難病」とされるものに対応できている理由として、西洋医学の自律神経免疫理論とともに、中国医学の原型と日本医学の面影が見えることが、医療思想として面白いし、すごいところです（コラム5）。

福田 「難病」なんてものはない。現代医学が治せないので、「難病」と名付けたに過ぎない。医学の発想を根底から変えるというか、医療が基づいていた自然治癒力と自律神経の原点に復帰すれば、「難病」は「難病」でなくなる。アトピーも、薬をやめて患者が毒出しと気を流すことに努め、リバウンドに耐えられれば治る。ただ、1年、2年では治らない。覚悟が必要だ。

松田 医療の1つの問題点は治療をシステム化しないと、外から見て何をやっているのか分からないし、合理性、法則性に欠けることですね。でもシステム化というのは、網と同じで、それで引っかかるものと引っかからないものがある。そのシステムで治る病もあれば治らないものもある。だから、現代医学でも鍼灸でも、システム化には必ず有効な面と無効な面の二つを伴います。患者さ

んに触れて治療の方向性を決めていく先生の柔軟なやり方は、こうしたシステム化の限界を超える優れた方法だと思います。そして、治療の間に「しっかりしろ！」と叱咤激励する言葉が、患者さんの生きる力、治る力を鼓舞する。患者を生かすも殺すも治療家の言葉次第ということが実証されている。

福田 俺が言うのは、ただ「治る」という一言だけだ。治すのはお前だからな、治す力はお前の中にあるんだと。

松田 それも「気」ですね。言葉でも気を動かせる。言葉には絶望させる力もあれば希望を持たせる力もある。さらに、言葉も含めてわざは、治療者の人格の奥底から出るもので、表面的にコピーしても伝わらない。怒鳴ったり、慰めたり、背中を叩いたり、下ネタで心をほぐしたり、突き放すかと思うと親身だったり、そうした全人格的な気の表現と一体になって繰り出されるわざが、効果を発揮する。もし、黙々と福田先生の技術の真似をしたとしても、患者さんの気は流れないでしょう。

福田 これは、今までまだ誰もやったことのない治療だ。これで病気が治っていく。こんな面白い治療はないね。それに医療費だってそんなにかからない。これからどんどん発展して欲しいね。

松田 浅見先生も同じ意見でした。『鍼灸の挑戦』（岩波新書）に収めたインタビューで、「この治療では、すぐ治って医者も薬屋ももうからん。医者からは悪く言われるが、世界の人類のためだ」とおっしゃっていました。

　それでは次編で、つむじ療法の技術について、お聞きしたいと思います。

Column 5

日本鍼灸と中国鍼灸の比較

　60ページで話しているように、新石器時代から世界各地で素朴な鍼治療が行われていたようです。しかし、それを鍼灸医学として完成させたのは、中国だけなのです。中国の人々の、宇宙の万物は繋がっているという天人合一観と気の思想、気の運動を把握する陰陽論、五行論、それらから生まれた経脈の考え方などが、鍼灸医学の体系化に役立ったのです。そのため、中国の鍼灸医学は極めて宇宙論的かつ法則的で数字にこだわります。『黄帝内経』には、次のように書かれています。

　「人と天地宇宙は対応していて、五臓は世界を構成する五つの音、五つの色、五つの時、五つの味、五つの方角と感応している。六腑は、天空に響く音楽の旋律に感応し、その旋律が三陰三陽、十二の経脈を形成

	中医学	日本鍼灸
理念	天人合一観（整体観）	自然治癒力思想
理論／直感	構造的・法則的	直感的・実践的
病態把握	弁証論治	触診重視
経脈／穴性	穴性を重視	経脈を重視
脈診	形式化	診断・予後判定に重視
灸の使用法	間接灸が多い	直接灸が多い

◎福田稔氏の治療法は、「自然治癒力思想」「直感的」「触診重視」「経脈重視」の点で日本鍼灸の要素を満たしています。

し、それが一年の十二ヵ月、十二支、十二節気、大地を流れる十二の河川、一日の十二時間に合致している。このように、人体の五臓六腑は天地宇宙と感応している」

　飛鳥、奈良時代以降、この宇宙論的な鍼灸医学を輸入した日本人は、より実用的、直感的に簡略化していきました。その傾向は、既に平安時代に、多くの中国医学書を引用して編纂された国宝の医書『医心方』に現れていると、山田慶児京都大学名誉教授は指摘しています。

　日本鍼灸の基盤となっているのは、複雑な天人合一観というより、「気の滞りを取り除いてやれば、病気はおのずから治る」という簡明な自然治癒力思想です。そして、患者に触れて病気のありか、治療すべき場所を探る触診術を発達させ、中国では形式化した脈診の繊細な技術を駆使し、経脈を使って治療するなど、独自の技術システムを作り上げてきました。

　お灸についても、中国では現在、棒灸という、肌に接しない間接灸が主流ですが、日本では直接、肌に施灸する。これら日本鍼灸の特色には、中国では失われた『黄帝内経』の診断・治療技術が保存されています。

参考文献：・松田博公著『日本鍼灸へのまなざし』（ヒューマンワールド）
　　　　　・山田慶児「日本医学事始」（『歴史の中の病と医学』思文閣出版）

第2章　対談編

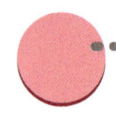

つむじ療法の技術

■ 天からもらった気は下に抜ける

松田　【患者に教わる思想】でも触れましたが、気血免疫療法の実践の中でも核心となる、つむじ療法の技術について先生に詳しくお聞きしたいと思います。まずつむじですが、以前先生にお聞きしたところ、人は生まれた時からつむじがあるそうですが、つむじの大きさや位置の変化についてはいかがでしょうか。

福田　天から降りてきた気を下に通すのがつむじです。つむじの大きさは約2～5mm、大きい人では1cmくらいある。そのつむじを見つけて正しく気を落としてあげる。つむじの位置はそんなに大きく変化しないと思うが、病気が改善すると範囲が小さくなることもある。淀んでぶよぶよだったのが、病気が良くなると締まった点に変化する。つむじの位置が判別しにくい人もいるが、そういう人は穏やかな性格。真ん中にあるタイプは、何でも受け入れて片寄ったことを言わない人が多い。仏像のつむじはど真ん中にあるんですよ（第1章「図❻・36頁」参照）。

　アトピーの子どもの忘れられないエピソードがあります。その子のつむじが見つからなかったので、いい加減に判断して刺絡したら、「頭に止まっている。下がってこない。つまって汗が出づらい」と言う。気が下がってこないことが分かるんだと思う。

松田　つむじに正しく当たっていないことを、子どもさん自身が感じ取って、訴えたわけですね。

福田　おかしいと思って確認し直したら、別のところにつむじが見つ

かった。それでそのつむじを刺絡したら、気が通って楽になったんだな。いつも言っているように、「天からもらったものは下に抜ける」「つむじは気の通り道だ。患者は先生だ。患者に教えてもらえ」ということです。

　その子の新しく見つけたつむじに治療を始めたら、予想外に下丹田が温かくなった。つむじ療法で丹田が温かくなると立証したんだから、ぶったまげた。丹田が温かくなれば、がんだって治るよ（図❷）。

松田　最初の注射針による井穴頭部刺絡の時も頭は治療していたが、その時は百会だった。しかし、百会は、気の通り道の１点でしかないことが分かり、今はつむじを使われている。人は天から気をもらい、その気はつむじから下に抜けている。うまく抜けないと病気になる。そしてつむじ治療で丹田が温まることが分かった、

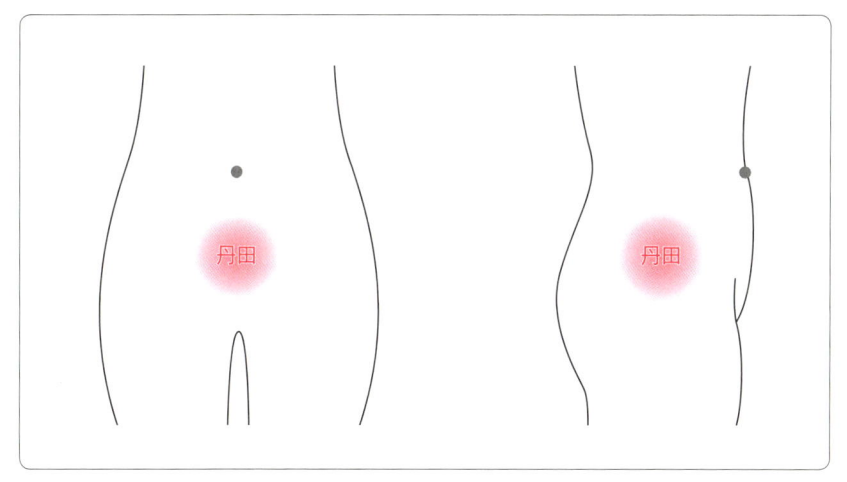

図❷　下丹田の図（ヘソ下三寸）

ということですね。仏像を見てひらめいた先生のつむじ理論にも、変遷があると思いますが。

福田　ありますね。つむじそのものの判定の仕方が毎日のように変わっている。人によって違うから。初めはつむじは1つしかないと思っていた。今は、左にあれば右、右にあれば左と複数を探すようにしている。大きいつむじは、たいてい病気にかかわることも分かった。

松田　観察の成果ですね。

福田　おおよそ左側につむじがある人はからだの左側が悪く、つむじが右側にある人は右側が悪い。つむじが真ん中にある人は治しやすい。両側にバランスよくある人も治しやすい。症例を調べて、つむじと症状の位置関係もまとめた。こういうつむじの統計はどこにもないと思うよ（第1章「図❻・36頁」参照）。

松田　そもそも、つむじに関する研究論文自体、見つからないですね。

福田　性格も、つむじの位置や、つむじの周りの頭髪が右回転か左回転かで変わってくるんですよ。左回転しているのは頑固な人が多い。病気が治りやすいのは、真ん中につむじがある人か、頭髪が真ん中で左右に分れて、つむじのバランスがとれている人。そういうタイプは性格も素直で良い人が多い。

松田　つむじのバランスが良いと病気が治りやすいのは、顆粒球とリンパ球のバランスと関係しているからですか。

福田　関係あると思う。いずれ白血球の分画のデータからも、「つむじが真ん中にあるタイプは、がんが治る人が多い」と証明できる時がくるかもしれない。

松田　がんの治癒と心の在り方に関係があることは、ずっと指摘され

てきましたが、それとつむじが連動していれば興味深いですね。つむじの位置と性格について、ほかに何か言えますか。

福田　右にある人は感性型でスポーツマンや芸術家肌。左にある人は論理家肌。左にあって左に回転している人は、頑固で信念のかたまり、言い出したら聞かない。

つむじも左右のバランスをとっている

松田　そして、つむじが大きいと病気と関係する。

福田　悪いものが溜まってむくんでいる。百会などという観念に縛られず、おおざっぱにつむじととらえ、手で触ることで、いろんなことが分かってきた。例えば右側につむじがある人は、毛髪が右方向には来ないで左方向に流れている。つむじの位置が右にある人は左に抜けて、左にある人は右に抜ける。左側につむじのある人は、左だけでなく右も診なさい、そこに刺激すべきところがある、とからだが教えている。片方のつむじだけやっていても気はうまく通らない。

松田　そのようにしてからだはバランスをとっている。

福田　そうです。つむじすらバランスをとっている。右にある人は右だけじゃ絶対うまくいかない。必ず、右のつむじは左に流れていく。皆バランスをとろうとしている。結局、人間は何とかしてバランスをとって運命を保とうとするのかな。治そう、良くなろうとしているのではないかな。だから余計なことをしなさんなということになる。ポイントはそういうところを手で探して刺激していくことで、難しいことではない。つむじが左右どちらかに片寄っている時は、特に反対側を診てあげないとね。

そして、つむじは病気が良くなると小さくなって、点くらいになる。淀みが大きい人は通りが悪い。それは必ず下に行き、お尻の仙人穴のところのつまりと繋がっている。そう考えると人間のからだの上下左右を一体で考えて、分割してはいけない。治療というのは頭から足の先まで触って、その全体を患者から教わるということです。

松田　まさに、上下左右の陰陽平衡論。人のからだは一つであり、分割できない全体なんですね。中国医学でも、頭のてっぺんの百会とお尻の肛門は対応すると考え、痔の特効穴として百会を使います。先生はつむじと肛門近くの仙人穴を併用して治療されますが、それと一致しています。

福田　からだは全部繋がっている。

松田　操体法の橋本敬三先生もそう言っているし、M-Testの向野義人先生から聞いたところでは、アメリカには、生物の細胞レベルから骨格・筋・腱・靭帯・筋膜など、すべてが繋がっているという「テンセグリティ」の考え方があるそうです。そもそも経脈という発想がそういうもので、人と天地宇宙は繋がっていて一体であるという考え方からきています。だから、人体を大きく見ることが必要で、細かく分けていけばいくほど小手先の技術になり、全体としてのいのちの動きが分からなくなる。あらゆる生命はこの宇宙から生まれ出たものとして、宇宙をかたどっている。生と死の循環は宇宙の循環です。地軸15度の傾きとつむじの傾きが同じだということは不思議だけど、不思議じゃない。『黄帝内経』にも、人の頭は天をかたどっているので丸い、足は地をかたどっているので四角いと書かれています。ところで、今まで変わったつむじ

の人に出会ったことはありますか。

福田　4、5人います。特に子どもはそうだね。そういう子は感性が良過ぎてスーパーマンのようだ。

松田　どんな状態ですか。

福田　つむじがいくつもある。でも、大きくなってからは診ていない。大人でも2つや3つつむじがある人はいます。そういう人はおおらかで頭が良い。

松田　それは先天的なものなんでしょうか。

福田　分かりません。

全部捨ててみろ、患者に触ってみろ

松田　流れはどうですか。つむじから下りていくライン。最初の頃の本では放射線状に流していくというようなことを図で書かれていますが……。

福田　あれは違うんです。見せないと分からない。だからこれから見せますよ。

松田　先生の治療ラインは長年の間に変わっているのでしょうか。

福田　しょっちゅう変わる。線で見えるからね。つむじから降りていく、細くて硬い線がある。この線を見つけて落とす。脇道を付けて、つむじから気が落ちやすくする。これは一人ひとり違う。治療は難しくはないが、やさしくもない。生きた治療とはそういうものです。私の講習会にもいろんな方が学びに来るけど、いくら教えても全然できない人がいる。頭だけで考えていて、今までの教育から抜け出せない。刷り込まれた観念から離れられない。医者が一番できないね。今までの観念を「捨ててみろ」と言っても、

第2章 対談編

なかなか捨てられない。

松田 鍼灸師も、経絡・経穴の教科書的な知識があると、それが邪魔になって見えなくなることがある。

福田 邪魔になります。だから、「全部捨ててみろ、患者に触ってみろ」と言っている。右と左で実際に押す場所が違う。それは実際に触らないと分からない。そして、見ようとすれば見えてくる。治療は生き物です。

松田 「心ここにあらざれば、見れども見えず」ですね。日本鍼灸は、手で触れてからだやツボを確認する。臨床はその場その場で違う。昨日と今日は違う千変万化の世界です。それは、からだが違い、いのちが違うからです。ところが今、そうした日本的な臨床を教えられる人が少なくなっている。専門学校で3年勉強して免許を取った後、2年間教員養成課程に通えば、臨床経験がまったくなくても教師になれる。そのような教育制度を作ってしまったために、日本鍼灸のわざは、危機に瀕しています。自動車の運転ができない人が自動車学校で教えるなんてあり得ないですが、あり得ないことが鍼灸学校では起きている。

福田 そんなことでは、鍼灸のわざは亡びるね。松田さん、革命を起こさなくてはだめだね。

松田 教科書的なマニュアルから脱して、もっと臨床を活き活きと柔軟にすれば鍼灸医療の世界も楽しくなると思うんです。『黄帝内経素問』の宝命全形論篇には、鍼灸の究極の境地として、「虚実補瀉にこだわらず、臨機応変に天地の法則に従え」とあるんですが、古典の魂とも言うべきこの言葉も知らない鍼灸師が多い。

福田 東洋医学の理念は立派です。江戸時代の後藤艮山や吉益東洞な

治療前　　　　　　治療後

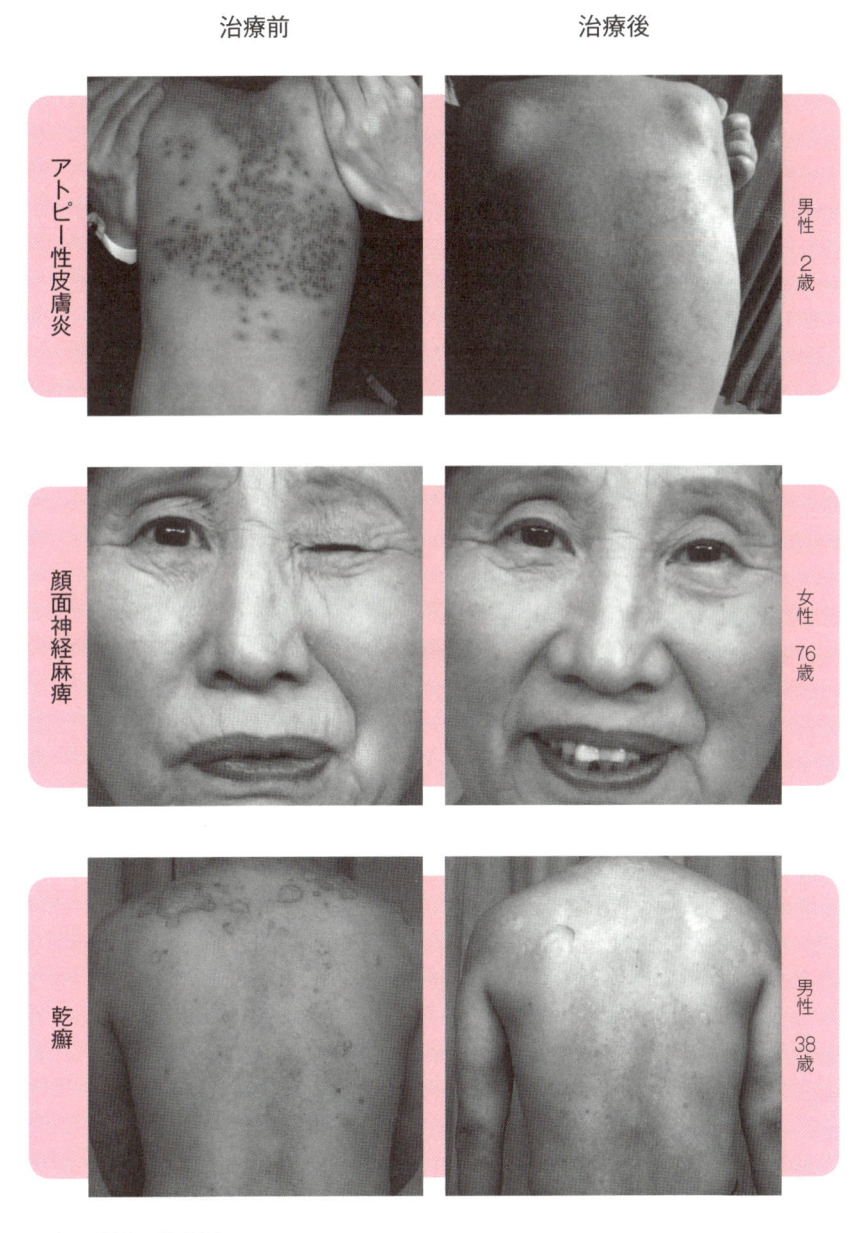

アトピー性皮膚炎　　　　　　　　　　男性 2歳

顔面神経麻痺　　　　　　　　　　女性 76歳

乾癬　　　　　　　　　　男性 38歳

つむじ療法の治療例

どによる日本医学の素晴らしい理論もある。そういう伝統があるのに、どうしてからだの見方を理解できない人が多いんだろう（コラム6）。

松田 昭和前期に鍼灸術を復興させた先人の理論や思想、わざを知っている鍼灸師も少ないんです。学校の授業では、古典教育と同様に医学史も軽視されています。

福田 松田さんもよくおっしゃっているが、鍼灸教育の内容が西洋医学一辺倒になってしまったということだね。

一人ひとり違ういろんな線がある

福田 解剖学の基本的な知識、筋肉や神経の場所、骨の名前などは常識として必要だが、それだけで治療ができるわけではない。最近私は、線が見えるようになった。しみやほくろ、黒ずんだ部分や発赤、少し凹んで陰ができているようなところ、首や肩、腕の付け根などからだの曲がり角、そうした部分が連続したラインとなって見え、どこに治療すればよいかが分かるようになった。肩のこりの部位（経穴の肩井・天宗など）を磁気針でゆっくりもんでゆくと柔らかくなり、神経がほぐれてくる。頭部・腰部・肩・手足にしびれが感じられ、一気に汗が吹き出て楽になる。気が通ったんだね（第5章「治療家心得編」参照）。

松田 その治療ラインは、経脈とかなり重なりそうですね。

福田 勉強していないから、そのあたりのことは分かりません。とにかくラインとして見える。それが見える者は触っても分かる。見えない者も触れば分かる。触っても分からない者は見ても分からない。

松田　中国医学では見て分かるのを「望診」といい、それができるのを神医だとしているんです。そのラインは縦に流れるのですか。

福田　ラインは縦にも横にもあります。しかし、最終的には、触ってみないと分からない。背中のこの部分（経穴でいう天宗）が出発点のラインもある。重い病気の人だとここを押すと吐き気をもよおして気絶しますよ。ここからのラインは、脇腹に流れてくる。このラインを刺絡や磁気針で治療をすれば、丹田が温かくなる。ほかにもいろんなラインがある。一人ひとり違っているのが、治療の難しいところであり、やりがいでもある。（図❸・92頁）。

松田　古代の中国人も先生のように体表に見えるラインとか、鍼や灸を受けた時の気の響き、血管とかを、「経脈」「絡脈」と名付け、二つを合わせて「経絡」と呼んだわけです。経絡は一つの実体ではなく、さまざまな実体と現象の複合体です。『黄帝内経』にも、経脈は4本、11本、12本、あるいは12本のほかに別系統があるとか、いろんな説明があります。しかしよく読んでみると、実は経脈、絡脈は無数にあると分かる記述になっています。

福田　そうかもしれませんね。そうだと思いますよ。

松田　もともと経脈は天地宇宙に偏満する気の流れが体内に入ってきたのだから、流れる回路は無数なんです。インドのヨーガの理論でもそうですよね。でも、無数だとなるとパターン化できない、法則化できないですよね。そこで、古代の中国人は、天地の聖なる数に対応させて、5とか6とか12とかの数字で図式化したわけです。中国文化はそういう術数文化です。天の数は6、地の数は5という宗教的といってよい「天六地五」の固定観念があり、そこから内臓は五蔵六府だと決められた。経脈もその考え方で合

Column 6

後藤艮山と吉益東洞

　後藤艮山は、江戸時代の1659年に生まれ、1733年に74歳で亡くなりました。弟子が書いた『艮山先生遺教解』には艮山の語として「中国の宋代、明代の医家の陰陽論・臓腑経絡論など細かい議論に惑わされず、百病は一気の留滞に生ずることを知れば、たいていのことは思い当たる」という有名な言葉があります。

　艮山は、実践的で実用的な日本医学を、中国の古い医書『傷寒論』に基づいて作り出した古方派のさきがけで、「百病は一気の留滞により生ず。病、瞑眩せざれば、その病は癒えず」と唱えた「一気留滞論」の創唱者だとされてきました。しかし日本医学には、艮山以前から「気が滞れば病む」という考え方が定着していたようです。古くからある日本的感覚を江戸時代に理論化した医師と見た方がよいでしょう。

　やはり弟子が書いた『師説筆記』には、「病が生じるときには、風・寒・湿が原因で気が滞り、飲食が原因で滞る。喜怒哀楽の感情によっても滞る。原因はそれぞれ違っても、すべて生命エネルギーである一元気が鬱滞すると病気になる」と語られています。元気が滞ると積気が生じて病気になるのだから、治療の目的は積気を取り除いてやればよい。そのために、艮山は茯苓・半夏・枳実・厚朴・生姜・甘草などから成る気を巡らす順気剤を多く使いました。また、患者が家庭で健康を管理し、病気治療ができるように食事の仕方を含めた養生法を教えました。

　こうして、艮山には、湯熊灸庵という渾名がつきました。「湯」は温泉、「熊」は熊胆などの民間薬、そして自分でできるお灸を指導したことからきています。艮山の姿勢には、当時の医師が、人参など高価な薬を売る商人医者になり下がったことへの批判があったのです。

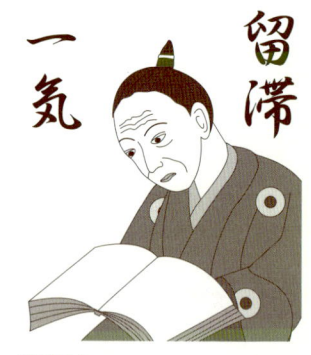

後藤艮山

吉益東洞は、1702年から1773年まで生きた江戸時代を代表する古方派の医師。最初、武術修業を志しただけあって、その医学思想は果断を極めました。まず外科術、産科術を学び、続けて内科に転向しましたが、「目に見えぬものは言わぬ」として、中国医学の陰陽五行説、経絡説、天文気象に関連する運気論などを否定し、『傷寒論』『金匱要略』のみに従い、病はただ一毒より成るという「万病一毒説」を唱えました。

　「毒」を排除するためには瞑眩を起こさせねばならぬと、強い薬を飲ませたことでも有名です。東洞は、中国伝来の病因重視の理論によらず症状群を「証」としてとらえ、それに合わせて薬を処方する実用的な"方証相対"を主張し、そのために腹診を用いるという日本漢方の特徴を確立しました。

　その医説は、『医断』（1759年）として残されています。息子の吉益南涯は、父の峻烈な理論を修正して中国医学とのバランスをとり、その気血水理論は、今日の日本漢方に引き継がれています。

　現在、日本で中医学（現代の中国医学）を実践する医師は吉益東洞を否定し、他方、日本漢方を行う医師は絶賛するという不毛な対立があります。中国医学と東洞の医学を公平に比較し、その同と異を踏まえて、東洞の医学の肯定面を継承する作業は今後に残された課題です。

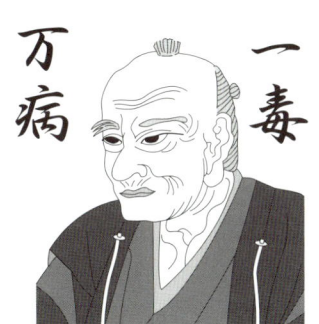

吉益東洞

参考文献：花輪壽彦北里大学東洋医学総合研究所所長「漢方医人列伝・後藤良山」（ラジオNIKKEI 2009年9月23日放送）、「漢方医人列伝・吉益東洞」（同2010年1月27日放送）。記録はインターネットで入手可能。

第 2 章　対談編

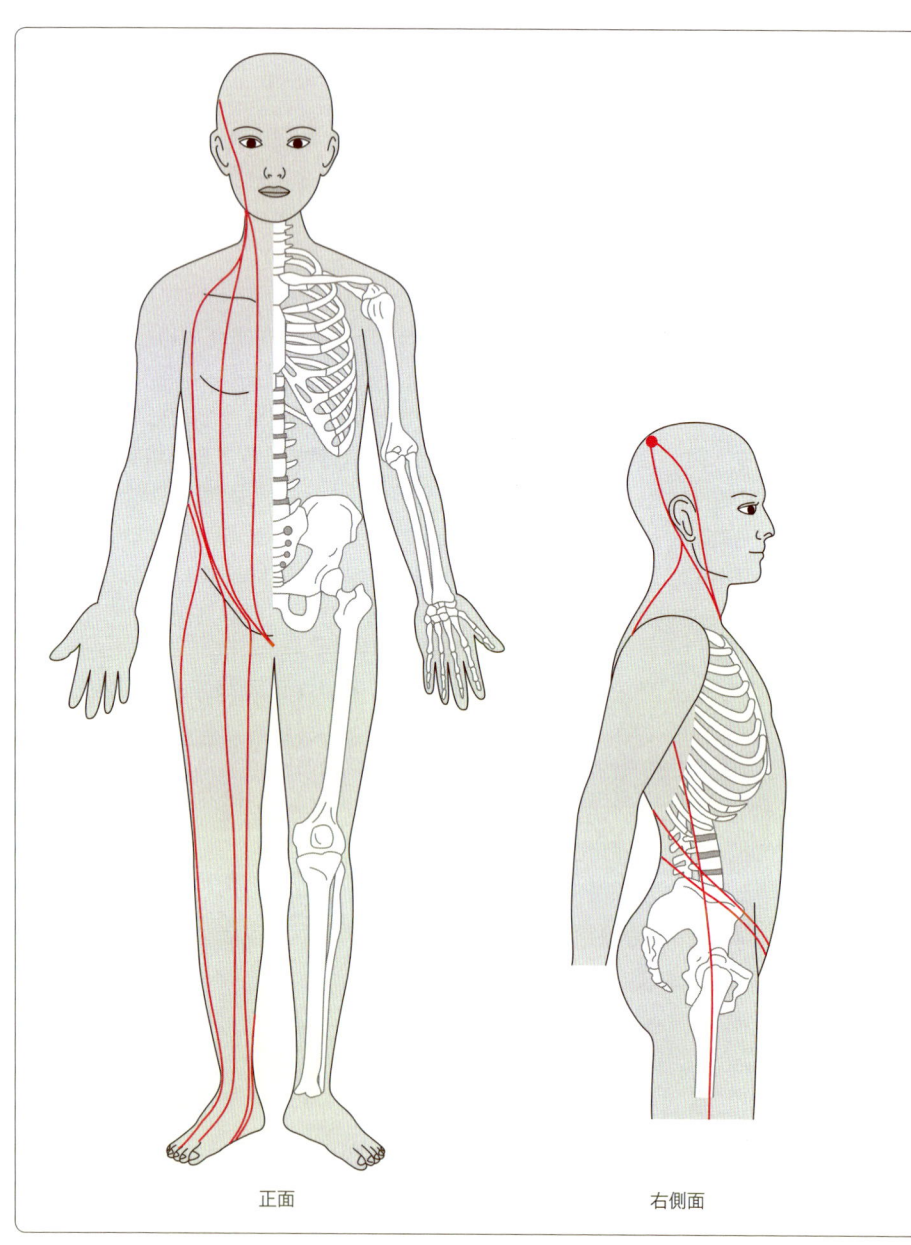

正面　　　　　　　　　右側面

図❸　つむじ療法の治療ライン

左側面　　　　　　　　　背面

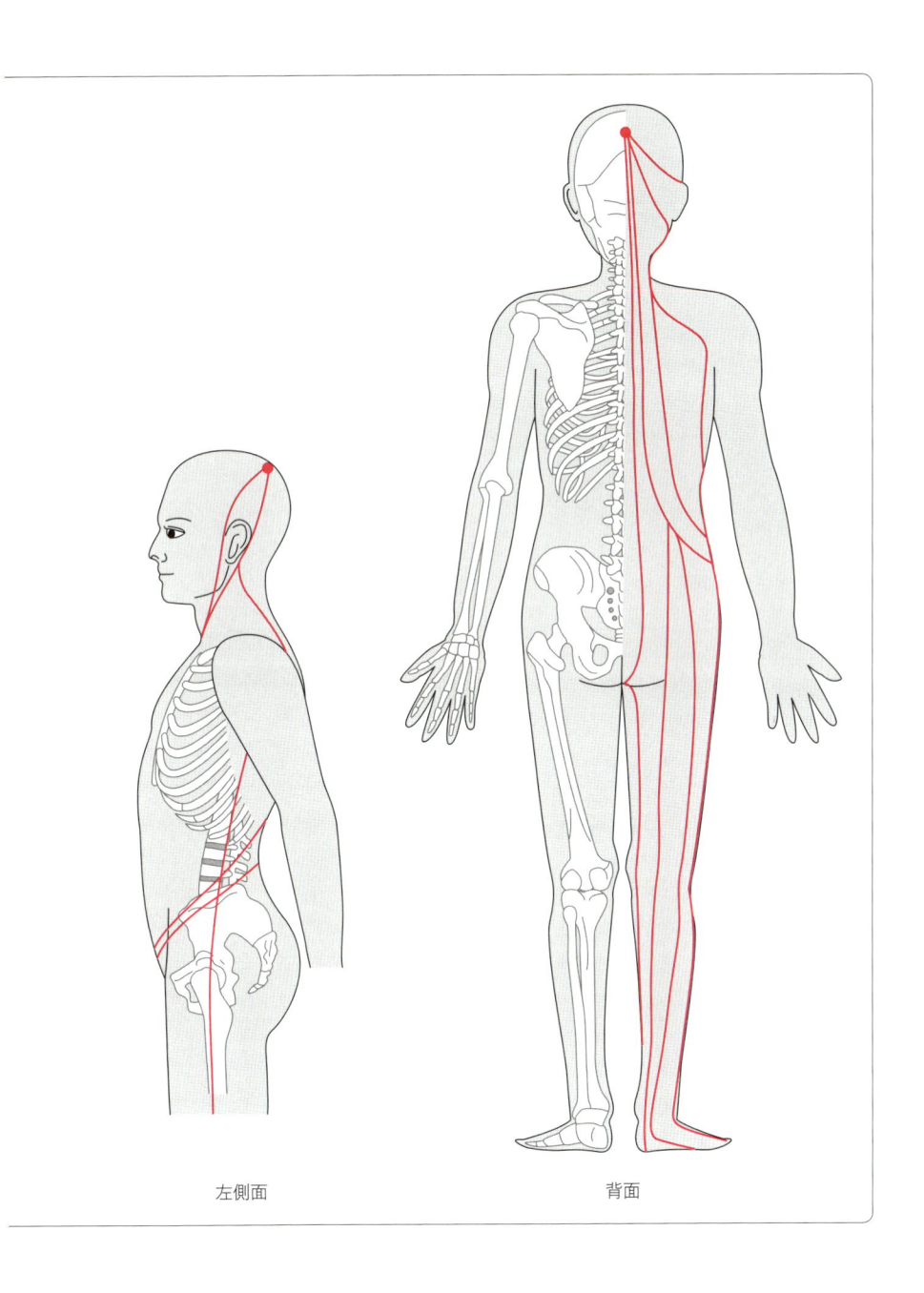

わせて11本だとか、いや12律の音楽に合わせて12本にしたとか、1年は12ヵ月だから12本なんだとか、中国の大地を流れる大きな河川の数と一致しているとか、そういう文化的な観念に則ってシステムができ上がった。それは治療に役立つけれど、こだわり過ぎると壁になって本当のからだが見えなくなり、治療が効かなくなる。

福田 気の流れは絶えずゆらぎ、絶えず動き、人それぞれに違いますから、それは固定化しないほうがいい。その違いを察知するのが臨床の醍醐味です。

松田 中国鍼灸は図式化され文書になることで、2000年以上に渡り継承されてきた。それはすごいことです。だけど、図式とマニュアルだけでやっていると、治療は効かないです。

福田 治らないね。

松田 経絡は本当は無数にある、という鍼灸術の原型に戻ると、先生のラインの見方がすとんと理解できる気がしますね。

福田 以前、私が鼡径部コマネチ療法と名付けたラインの見方があります。人間のからだは、鼡径部を中心に陰と陽が反転している。さらに、患者ごとのリンパ球の割合に応じて、磁気針で押した時に痛みを感じる部位が違ってくる。背中の陽の硬い部分は交感神経優位の人が痛がる部位で、そこから伸びたラインが鼡径部に行き、脚の前側まで降りてくる。反対に副交感神経優位の人のラインは、胸の上部の柔らかい陰の部分からラインが下に伸びて、鼡径部で後側に降り、脚の後側を下がって行く。

　それを教えてくれたのは、やっぱり患者さんだった。末期のがんの人で、腹水が溜まっていたんだね。どうしたらそれを取って

あげられるかと思って、背中の硬いところを治療し、鼠径部に降り、そのまま脚の前側の方に下がるラインを治療した。そしたら、「ああ、楽になった」と言うんだ。それで、「ああ、この線なんだ」と分かった。腹水が溜まる原因は交感神経の過緊張だから、このラインを緩めて気を落とし、交感神経の過緊張状態から副交感神経優位に変えてあげれば、腹水は溜まらなくなる。今はもうちょっと複雑な治療ラインでやっているが、基本は同じですよ。

松田 水を抜くだけでは、腹水はまた溜まりますよね。

福田 気が通らないことをやっても無駄だ。それより気の通り道を作ることだよ（第5章「治療家心得編」参照）。

仙人穴は良くなると閉じる

松田 先生がやっておられることは、鍼灸術の原型だと思うんです。【患者に教わる思想】で言ったように、古代鍼灸の根幹の思想は「天人合一」です。それは天地宇宙との気の交流を取り戻せ、滞っている気血を流せということで、先生の思想そのものです。また、古典鍼灸研究者の藤木俊郎が遺著『素問医学の世界』（績文堂）で古代鍼灸について語っているのを思い出します。藤木は、からだの外側を流れる筋・骨格系と関連している陽経に注目して、陽経の治療が古代鍼灸の基本的な治療法だったというんです。それは先生のコマネチ療法と同じなんですよ（コラム7）。

福田 そうなのか。じゃあ、仙人穴についてはどうなんだろう。あれは良くなると閉じてしまう。つむじの状態とも連動している。病気が良くなってつむじが小さくなると、仙人穴も締まる。

松田 先生のこれまでの著書では、仙人穴は臀部の肛門より奥の深い

ところというだけで、それ以上は教えてくれてないですね。その記述からだと、仙人穴治療はからだの深部の根元的な精気を宿す陰の場所への刺激のようですね。仙人穴は先生が命名したのですか。

福田　仙人穴は仙骨（聖なる骨 sacral bone）からきている。尾骨のわきは、西洋で聖なる場所と呼ばれている。

松田　仙骨は、中国だけでなくインドでも西洋でも、根源的な生命エネルギーが宿る聖なる骨とされてきたんですね。仙人穴は1ヵ所

Column 7

中国鍼灸の陽経治療

　鍼灸学校の教科書などに記載されている経脈は、肝経、心経、脾経、肺経、腎経など基本的なものが12本、からだの真ん中の腹側、背中側を通る任脈、督脈の2本など奇経が8本。この20本でほぼ尽くされています。しかし、二千年前の医書『黄帝内経』を細かく検討すれば、からだに張り巡らされた気の回路は、無数にあると読める記載になっています。網の目のような多数多様な気の脈を、一年の月数、八方の方位、天地の子午線など天文気象学の概念に合わせ天人合一の論理で整理したのが12本、20本など公式の経脈論なのです。そのように、中国医学の経脈論は、文化概念を背景とし、必ずしも人体の生理的事実そのものではなく、時代によっても異なるのです。

　古くは、太陽蔵・陽明蔵・少陽蔵・太陰蔵と名づけられた4本の経脈で治療していたことがあったらしく、それは、からだの中を流れる陰経が1本、外側を走る陽経が3本の組み合わせです。それに注目したのが、早く故人となった天才的な鍼灸学者・藤木俊郎氏でした。

　「以上、あまり人の言わない四経絡説を述べたが、鍼灸を志すものに

じゃなくて、左右に2ヵ所なんですね。

福田　これから治療してあげますよ。一気に汗が出てきますから。

松田　何回もやられているから分かっていますよ（笑）。確かに冷や汗は出ますね。

福田　幸せ？（笑）

松田　冷や汗です（笑）。仙人穴は、本当に先生の命名ですか。

福田　そうです。

松田　仙人には不老長寿のイメージがあるので、ぴったりですね。先

とってごく初歩の人体の把握としてこれはかなり有効である。すなわち、頭痛とか腰痛など背面の病気の場合、まず足の外踝の後から小指にかけて反応点をさがしてみる。もちろん膝の後側でもよい。それに鍼か灸をする。けっこう効果のあるものである。側面の場合は足の第四指から外踝の前に行く線、前面だったら有名な三里から足の第二、三指に行く線上を探す。特に重大なのは危篤に近い状態、意識不明など「陰」と判断される時は、足の裏から内踝の下、後、および足の母指の後の内面、すなわち普通腎経と脾経といわれる部分を、線にとらわれず反応点をみつけることである。とっさの時に指圧で蘇生させた人さえいるのである」
（藤木俊郎著『素問医学の世界』積文堂）

　ここで解説されている4本の経脈は、すべて福田稔氏の治療ラインと一致します。特に、からだの外側を走る3本の陽経は、福田氏が「コマネチ」ラインを発見した際に黒い色で見える、と指摘した交感神経系のラインなのです。

生が発見された？

福田 そうです。そこは皮膚が一番黒いところだったからです。黒いところには凹みがあったから探っていったら、気持ちが良いという人もいるし。

松田 あんなに痛くて痛くてしょうがないのに（笑）。

福田 癖になるという人もいる（笑）。

松田 どこかに文献があるのかと思いました。

福田 文献なんてありっこない。俺の治療は皆、患者から教わったものです。

松田 やるのとやらないのとでは違いますか、仙人穴は。

福田 知人の社長が夫婦で仙人穴をやったら、気持ち良いとなったそうだよ。

松田 気持ち良い人もいるんだ。この場所は、先生にしか分からないんですか。

福田 そんなことはない。俺が分かるんだから、ほかの人が分からないのがおかしいんだよ。

左のつむじは理論派、右のつむじは感性派

松田 先ほどからつむじ治療の話をしていますが、ちょうどAさんがいらしたので、ここでモデル治療をお願いしましょうか。

福田 （Aさんのつむじを診て）つむじで性格診断をすると、この人は理論家なんだよ。

松田 左にあるわけですね。

福田 また、右にもありそうに見えるでしょ。左にあるから、右にもってこようとする。その途中の流れが、こうやって、真ん中に入る。

どっちかというとこの人は理論家だけど、性格としてはあまりケンカをしないタイプ。真ん中にもあるから。でも左だから理論では負けたくない。前に見たが、松田さんの場合も、左にあり、右にもある。一見、理論家のようだけれど、実際は感性派だね。感性で動いている。しかし、いったんこうと決めたら、人の言うことを聞かないのが、左側に現れている。違いますか。

松田 当てられてしまいました（笑）。最初の頃の先生の本にありましたが、つむじから放射状に流れる線を治療するわけではないんですね。

福田 今はそうしていない。この左にあるのが一番悪い。この人は左が悪い。つむじというのは単純じゃない。左にあるかと思えば右にもあり、人間はバランスをとろうとしているんだと分かる。左に一番硬いのがあるね。

　（磁気針を使いながら）それから耳を挟むように線を通し、頸の後ろに降りてくる（経穴の天柱、風池あたり）。こういうところに悪いものが溜まっている。そして頸、さらに肩の線ね。肩（経穴の肩井あたり）が硬いね。ほら、左側が通った。

　それから肩甲骨の内側の角から降りていくラインがある。それが腰に行く。これは交感系の１線目だが、腰で前から降りてきた副交感系のラインと繋がる。その繋がるラインの辺りをほぐすと、足に響いて温かくなるはずだ。ポイントは、その人の姿勢によって変わる。はじめはみんな腰がポイントだと思ってそこに集中して治療していたが、そうじゃないと、シャーマンみたいな女の子に教えてもらった。その子はラインに色が付いて見えるんだそうだ。

松田　そんな人がいたんですか。先生は患者だけでなくいろんな人から教えてもらっているんですね。

福田　彼女は新潟まで勉強に来ていた。それまでは気を流すポイントはここだと思って腰椎の近くだけでやっていた。だけど、通らないことがあって変だなと思って、その子がやってるように背中を上から触っていった。人によって違う。肩にある人もいる。特に猫背の人は、その周辺を落とさないといけない。人間の気の流れは姿勢によって変わってくる。

松田　姿勢によって、骨や筋肉、神経の位置がずれて、気のつまりが起きやすい場所ができる。それがその人のからだの癖、体癖なんですね。そのようにして、よく効くポイントが一人ひとり違う場所にできるのかもしれませんね。

福田　人によって違うんだよ。松田さんだと、たぶん背中と横隔膜の前後を落とすと下にいく。ポイントが腰だけじゃなく、上のほうにもあることから、からだ全部を診ないといけないと分かった。気が通ると姿勢が良くなってくる。病気の原因は姿勢の悪さにある。だからストレッチや柔軟体操も大切なんだ。気が通りやすいのは悪くない側です。こっていて通しにくいのはつむじがある側です。基本的にその両方を全部通さないとだめだね。

松田　人によってラインは違っていて、背中のラインも右寄り左寄りと、どちらかに寄って出るんですね。

福田　やっているうちに、これじゃないと分かることもある。悪いほうに強く出るんだけれども、ニセモノもあるんです。

松田　片方だけではなくて、両方やるんですね。

福田　もちろんです。

松田　主なラインは1本決まってくるが、ひと通り全部やるわけですね。

福田　そう。やらないとアンバランスになっちゃう。

松田　主なラインに初めに気を通してから、バランス調整のためにほかのラインをやるわけですか。

福田　いや、そうではなくて、全体を通すということです。神様が教えてくれたんだな。

松田　背中や腰の硬い箇所を治療しつつ、途中でおかしいなと思ったら、もう一度、それよりも上の背中や頭のほうへ遡って探すのですね。

福田　そう。だから触らないと分からない。手当てをしなくてはね。

松田　脚の前面、後面を下がって、足首周辺は結構、念を入れておやりですよね。

福田　松田さんはそんなことはお分かりでしょう。

松田　鍼灸では手首、足首には重要な治療点が多く、足首の外側の崑崙（こんろん）などは著名なツボです。崑崙は世界の中心にある聖山の名前です。

福田　西も東もみんな繋がっているんですよ。繋がらないのがおかしい。

松田　そうですね。西洋で開発されたトリガーポイントも、鍼灸の治療点とみごとに繋がっています。鍼灸界でもこういう事実を基礎に、もう1回システムを洞察してみれば面白いのだけど、古典と現代がうまく連結しないんです。トリガーポイントもそういう挑戦をしているわけですからね。西も東も一緒ですよ。からだは一つなんだから。

福田　石器時代のヨーロッパのアイスマンも刺絡をやっていたんだからね。しかし、こういうラインは、言葉や図で一律に表現できるものではない。その患者を診ないと実際の流れは分からない。

■ 硬いところを落としていくとすとんと落ちる

松田　基本的には、つむじが右にある人は、右のほうが通りづらいわけですね。

福田　なぜかは分からないけど、その線が硬い。硬いところを落としていくと、すとんと落ちる。

松田　まず最初につむじが右にあるか左にあるかを見ますよね。メインのほうに下ろしていくんですか。

福田　硬いほうです。右にある人は右のほうが通りづらい。ただ、硬さを背中の線で探し求めて、そこをポイントとしてぐにゃぐにゃやっていくと通っていくんですよ。

松田　そして、腰なら腰を治療のポイントとして気を通していく。しかし、うまく気が通じない場合がある。そういう場合は、もっと上にあるはずだ。そこで、背中を診ると治療点が分かる。最初はキャッチしていなくても、もう1回診たら、背中にこったところがあることが分かる。そこを治療したら、だだっと通る。背中のラインまで下りてきて、これではないと思ったらまた戻る。治療ポイントはその患者さんの姿勢から導き出すこともできる。

福田　そういう例を言えば、がんが再発した人がこの前来て、始めは通っていたが、最近調子が良くなくて通らない。通らない時は腰じゃなくて、上で止まっている。そこを通すと、すとんと下りて来る。それから仙人穴をやったらもっと良くなってきた。不思議

な話でしょ。そこにもポイントがあった。

松田　腰まで来ると、腰からまっすぐに脚の後ろに下るラインと、脚の前に下るラインとからだの横に下るラインと3本ありますよね。

福田　3本あります。交感神経に入るラインと副交感神経に入るラインと、真ん中のラインは交感系だと思うんだよね。あの線は全部黒いんだよ。下りてきて気が流れていくと白くなる。悪いところはみんな黒い。

松田　まさに陰陽でいうと、陽ですよね。白いのは陰の部分だから、陽が交感系で陰が副交感系というように分かれる。

福田　分かれるね。線を見ないから分からないんだ。だから今の医療に求められるのは、「治す気」と「治るという気」です。頭だけで考えている医療ではだめだ。患者から学び取るようにしないといけない。明日のある医療をしよう。明日という希望のある医療をしないとだめだ。

福田　（Aさんに向かって）この脊椎の横の背中の真ん中を降りていくラインを通せば、いろんな不調が良くなっていく。このラインの腰の辺りで硬くなっているところを緩めて通したい。今からこれを降ろすぞ。やっと捕まえた。足に響いたね。

Aさん　腿のほうにきました。

福田　響いたか響かないか、通ったか通らないかは、やっていると手で分かるようになる。これが通らない人がいるが、そうなるとけっこう時間がかかる。これで楽になる。汗は出てきたか。

Aさん　汗は出ませんが、痛い！　でも楽になりました（笑）。

福田　ここだ。

Aさん　今はあんまり痛くないです。

福田　通したから痛くないんだ。やっぱり左の腰が悪いな。

Aさん　通ったら、軟らかくなりました。（Aさんの治療終了）

福田　以前松田さんには、背中の両脇を降りてきて、腰から脚の前に降りていく2線目も治療したよね。それから、両脇の腰骨の上辺りに、何とかいう神経があるんだが、その辺で背中から来ている交感系と前から降りてきた副交感系が交わり、鼠径部に流れる3線目も治療したよね。普通は、この3つの線を治療しなくちゃならない。

松田　磁気針でつむじから足の指までほぐした後、同じ線を刺絡するわけですね。

福田　そうです。そして、まだ足が冷えていたら、足首の周りや足の甲など、冷えている何カ所かに台座灸を据える。

松田　いくつ据えるんですか。

福田　一つずつでいいよ。

■ がんと共存できる治療

福田　患者という神様から教わらない限りは、治療は分からんと思うね。天の気をつむじから通してきて全身に通るラインというのは、今言ったように大体3本ですよ。両側で計6本。6本あれば大体の勝負はできる。それで腹水、胸水が抜ける線にも繋がる。今までの医療で難しかったのは腹水、胸水の処置だね。医者はそれが抜けなくなると、余命宣告をしたりする。それよりも通してみろと言いたいね。気を通すと患者はもっと楽になるぞと。患者を診ない、触らない、患者の言うことを聞かない。それで医者が治すと思うのはちょっと傲慢過ぎなんじゃないの。むしろ患者という

神様から教われというのが結論ですよ。

松田 今日、診察室での治療を拝見していて気付いたのですが、先生の治療でどの患者さんにも外していないのは、両腕の付け根から上胸部にかけての部分と鼠径部ですね。

福田 そうです。それは繋がっているんですよ。

松田 古代中国にも気街という概念があり、鼠径部や上胸部は、気を通すのに重要な箇所だとされてきました。だから素人でもこの４つのこりをほぐせば、かなりの治療ができる。

福田 それはからだの前側で、どちらかというと副交感系の治療です。乳がんの場合などはそのラインを使って下に落とす。背中は主に交感系で、副交感系に落ちていくラインがある。ほとんどの病気がそれを見つけてほぐすと治り始めます。気を通す治療ができない限りは何をやっても治らない。60代の肺がん末期の患者がいて、胸水が溜まり、初め俺もその落とし方が分からなかった。だから呼吸困難になってしまって２週間入院した。それで胸水が取れたので、抗がん剤を受けないで私の治療に戻ってきた。

　２〜３回治療に入りましたが、実に不思議なことが起きている。胸水が起こらない、溜まらない。１ヵ月たっているのにまだ起きない。でも呼吸が少し気になる。それはいいんだ。それを一気に落とすとまたやられる。がんが全身に転移していてそう簡単には落ちない。だからゆっくり落としていけばいい。それで、生きられるだけ生きろと。そういう覚悟をさせる。「俺は２〜３％のサポートしかできないんだぞ。自分で気を入れてきなさいよ」と言うんだよね。がんの患者でもこの治療で完全治癒している人が少なくない。共存しているケースを入れればかなりの数になる。そ

れでも長く乳がんの治療法は分からなかった。それを「がんは治る」と断言するもんだから、変な人だと言われていますよ（笑）。

松田　先生でも乳がんの治療は分からなかった。

福田　乳がんも丹田が温まる治療ができるかどうかで決まります。

松田　乳房の構造は気が溜まりやすく、毒を排泄させにくいのが障害ですか。

福田　乳房は冷えているのが正常だから、気を通しにくく毒が溜まりやすい。胸にあるので、精神の鬱屈などの影響も受ける。だから、がんにもなりやすいんだね。

松田　中国医学では、肺は悲しみと親和性のある臓器なんです。悲しみの毒が胸に溜まるということもありますよね。

福田　それでも気を通す治療をすれば効くはずです。そう考えていたところへ、70歳代の患者が来た。この女性の症例はあちこちで紹介していますが、乳がんになって3年、医者から早く手術しなさいと言われている方です。甘い物ばかり食べて太っていて、リンパ球の数値が高い。典型的な副交感神経過緊張タイプで、気が鬱滞しやすい体質。あんまり俺の治療を受けず、甘い物もやめないから、どんどん腫瘍が盛り上がってくるし、色も悪くなっていく。しょうがないので、手術するならしろよと言ったりしたが、その患者に、上胸部から下に降りてくる線に加えて、背中の天宗から脇に下りて行く線を治療していたら、丹田が温かくなった。そして腫瘍が柔らかくなり、それまでの黒色が白くなってきた。それでこれだ、このポイントから気を降ろせばいいと、乳がんの治療も分かってきた。

松田　鍼灸でも乳汁分泌の特効穴として天宗周辺のツボを使います。

乳房の気の鬱滞を取るのに良い場所なんでしょうね。

福田 ほかにも同じ治療で、乳房を切らずに共存できる例が増えてきた。リンパ球のバランスを整えることができさえすれば、可能性が出てくる。

松田 ただし、リンパ球は多ければ多いほどいいというわけではないですね。副交感神経優位でリンパ球が多過ぎるタイプは気を落としやすいですか。

福田 治療効果は出やすい。リンパ球が多いタイプは、甘党で運動不足の人が多い。だから、生活習慣、特に食生活を変えなくてはダメだね。水野南北がいうように、「人の運は食にあり」だ。食を減らし、慎まねばならないね。腹八分目ともいうが、七分をいただいて、三分は神に捧げよだ。

交感系か副交感系かで治療法が変わる

松田 西洋医学、東洋医学、養生学などさまざまな医療の流れが、先生のもとに集まっている。新たな水脈が誕生することを期待したいですね。

福田 水脈も気脈も、そして風水も大事ですが、その前にやはり、自律神経をきちんと認識することが先です。交感神経・副交感神経、顆粒球・リンパ球のバランスでからだの気の流れが変わってきますから。一般には良くなってくると副交感系に入ってくる。悪くなると交感系に入ってくる。最近の女性はブヨブヨな人が多いね。なぜかというとリンパ球が落ちているから。

松田 交感神経過緊張で溜まった水を流せないんですね。いっぽう、副交感神経が優位過ぎて溜まる人もいる。

107

福田 そうです。足が冷えるんです。乳がんになる人はそういう人が多い。だから交感系の病気か副交感系の病気かで分けるだけで、治療が変わるんですよ。今まで、できてなかったでしょ。

松田 今の話は鍼灸師にもぜひとも聞いてもらいたいですね。どこにターゲットを置いて治療をすればいいのか、ヒントになる。

福田 それが自律神経なんですよ。大学のえらい人は頭がカチカチだから変えられない。やっぱり患者に聞かないとだめだね。これは何世紀にもわたる戦いでしょうな。

松田 100年戦争ですよ。

福田 でも変えないと、医療はもたないよ。

松田 そうならないためにも気血免疫療法を定着させたいですね。

福田 そうだよ。だってアトピーが治るんだから。それだけじゃなくて、交通事故と飼っていた猫が死んだことをきっかけに目が見えなくなった人が治った例もあります。

松田 精神的なショックを受けてですか。

福田 そうだろうね。結局、精神的なものは気を通してあげれば治る。その患者は以前に受けた星状神経節ブロックではすぐに改善しなかったが、私の治療で良くなった。一発で目がぱっとして改善した。今も治療をしています。それも仙人穴で気を通したとたんに良くなった。

松田 びっくりして。

福田 そんなんじゃないよ（笑）。気が通る人というのは、仙人穴で頭のてっぺんまで来ます。今の医療はそのことが想像できない。何でもブロックすることしか考えていない。その人もブロックでは治らなくて、つむじ療法をして仙人穴をやったら、目が開いて良

くなった。いかに皆がつむじを無視しているか分かりますよ。
　さっきの風水にも理由がある。家作りだって何だって気の流れを意識する必要がある。歴史的人物を出せば松尾芭蕉、彼は句作のため南から北に向かい、東北で作った俳句は良いものが多い。反対に西へ向かったら2年後に亡くなった。織田信長も西郷隆盛も西に向かったら自害することになった。人の生死も気の流れと関係がある。西から東へ向かう偏西風に乗ると運勢は強くなる。

松田　仏教でもそうですね。西に向かって往生する（笑）。最近読んだ論文に、アイヌ民族もそうだとありました。どの方向からどの方向へ流すか、つむじ療法でもそこが重要になる。

福田　私の治療は天から地の方向へ気を落とす。つむじを通して気を下に落とせば「頭寒足熱」になる。「頭寒足熱」を頭を冷やして足を温めることだと説明した人がいたけど、そうではなく気を通す。頭の中の熱い気を下に落とせばいいんです。

■ 最終目的は痛くない治療をすること

松田　先生はいつも、つむじから天の気が入ってくるんだとおっしゃいますね。その気を全身に回して落としていくのだと。そのつむじは、北極星に向いているんだと。だから北極星の光が入ってきていることになりますね。

福田　そうですね。

松田　先生がそう言うのを聞いた時、度肝を抜かれたんです。というのは、中国古代の医師や気功家たちは、天の気は皮膚を通して、あるいは呼吸を通して人に入ってくると考えていたけれど、特別に北極星の気が頭に入ってくると考えていた人々もいたんです。

109

先生はそういう知識はないまま、直感している。ということは、やっぱり先生はシャーマンですね。

福田 男は1つ少ないんだそうです。だからシャーマンにはなれない。（笑）でも、そこで前に言った「15度」というのが面白いんだ。頭が前に15度傾くというのは仏像の姿勢なんだ。そうすると、ことさら天に向かうつむじが北極星に向かいやすい線で、それが本来の姿勢なんだと。地球が傾いていて軸がずれている。それを知ってなるほどと思ったんだよ。

松田 先生の治療は、痛いということにポイントがありますね。

福田 痛くない方法もあるはずなんだ。そういう治療ができるはずだと思っている。少しは痛いけれどもギャーギャーやる必要はない。

松田 そう言われると当てが外れるんですが、痛いということに価値があると思うんです。

福田 それはありますよ。逆反応です。

松田 痛いとからだが緊張するし、交感神経がその瞬間ぎゅっと高まる。その後に反射が起きて、逆に副交感神経が高まる。

福田 その通りです。だから悪くはない。悪くはないけれども、できれば治療中に眠りやすい優しい治療のほうが良い。痛くさせるよりは、ゆっくり気が通るような楽な治療ができれば一番いい。俺も心地よい治療の仕方を目指しますよ。できないことはない。腹水と胸水の通し方もほぼ見えてきたぞと分かったから、今度は痛くない治療に入ろうと。本気になってやってみようと思っています。おっしゃるように痛いのも悪くはないんですよ。逆反射で相手を脅かしておいて良いほうにもっていく。人間というのは自ら治そう治そうとしている、生きようとしているからそういう反射

が起こるんであって、決して悪いわけではない。

松田 心理的にも、「生きよ！」と喝を入れる効果がありますしね。

福田 むち打つということは、正しいことですよ。

松田 今の患者さんは、先生のところに来る患者さんでさえ、治してもらいたいと思っている依存症の人がいる。西洋医学のお医者さんにすがるのと同じ感覚で、東洋医学にすがる。

福田 西洋医学がダメだから東洋医学と思って来るのではダメだ。

松田 治すのは自分自身だ、生活を変えろと、痛い思いをさせる。

福田 それは意識的に痛くしているわけじゃない（笑）。俺の治療の一番の弱点でもあり、強い点でもあるかもしれない。悪いものをほぐしてやる、柔らかくしてあげるということが最大の目的だから、痛くてもどんどんしてきた。でもできれば、柔らかく通すようなわざになれれば一番いい。これはもっと時間がかかるかもしれない。だけどもやるべきだと思います。子どもはこうすれば良くなるといっても素直だから痛いと言って泣く。だから、柔らかい治療になれるんだったらなってみようという気になっています。俺のアトピー治療は痛いけど、すぐによくなってニコっとする。なぜなら、かゆいのが抜けるからうれしいんだよ。でも、子どもは恐怖心があるからね。それをなんとか柔らかくしてあげようと、今は思っています。それが俺の最終目的だね。

松田 先生が、痛くない治療を志すとおっしゃったのは意外でした。そうすると気血免疫療法も、これからまだまだ先がありますね。

福田 そうだね。いや、なくなったのかもしれない。だって腹水が抜けるようになったらあと何があるの？　何もないよ。皆ほとんど良くなっていくから、あとは寿命を待つしかない。寿命だって白

血球で全部説明ができる。寿命とは何か、松田さん、分かりますか。白血球の数とバランスですよ。寿命が長い人ほど白血球の数が多く、6000〜7000あってバランスが良い人は長生きします。90歳過ぎても、7000、8000近くあって、治療するとうつが瞬間的に治っていく人はやっぱり生命力が全然違う。これは100歳超えても平気だな。だから、白血球の数を減らしてでも抗がん剤を使うという治療には全く反対です。

■ 希望のある医療をしなければならない

松田 現代医学のがん治療は、いまだに腫瘍が小さくなることを目標にしていますね。

福田 それが抗がん剤だというのがおかしいですよ。

松田 患者のほうが賢くなり、抗がん剤を拒否する人が出てきて、週刊誌が取り上げるぐらい社会が変わっているのに、相変わらず短期間でも腫瘍を小さくするのが医療の役割だと考える医者がたくさんいる。

福田 それが現状の最終目的だと思っている。その前にもっと違う線がある。それは、がんは治らないという思い込みの線なんだ。治るんだから努力すべきです。こちらに方向転換させない限りは絶対ダメです。がんは治らないという線と、がんは治るんだから医療者は努力すべきだという線は全然違う。

松田 今話題の近藤誠さんのがん放置療法をご存じですか。

福田 知っていますよ。近藤誠の『免疫療法に近づくな』(亜紀書房)では、「爪もみ療法」を樹状細胞ワクチンなどリンパ球を取り出して体内に返す療法とごっちゃにして、「高額の治療費を巻き上げる」

インチキ療法だと言っている。

松田　「爪もみ療法」は自分でやる養生法で、お金はかからないのに変ですね。しかし近藤さんが、抗がん剤、手術、放射線療法などのがん標準治療は一部のがんを除いて無効であること、患者を無意味に苦しめていることを、効くというデータの虚偽を示して明らかにした功績は大きいです。抗がん剤は劇薬ですが、その認可はがん細胞が縮小するかどうかだけを基準にし、延命効果を基準にしていないという薬品行政のからくりも、著書からよく理解できます。多くの患者が治療死しているのは、医師がよく知っている事実ですからね。『抗がん剤は効かない』（文藝春秋）は、今は『抗がん剤だけはやめなさい』と改題して文春文庫に入っていますが、治療死をまぬがれるための必読文献です。

　ただ、近藤さんの主張で慎重に吟味したいのは、がんには「本物のがん」と「がんもどき」があり、「本物のがん」は見つかった時には既に転移していて治療しても無駄であり、「がんもどき」は放っておいても大人しく消失するものもあるから、いずれにせよ、がんは「放置療法」でよい、と言っている点です。

福田　俺もがんには良性のものがあり、からだの中にあるだけで転移もせず何の症状も出さず、共存可能なものがあると思っている。それを「がんもどき」と呼ぶならそうかもしれない。しかし、進行がんは治らないと断定してしまっては、患者に希望がない。それじゃ、治るものも治らなくなってしまう。

松田　近藤さんは、現代医学の免疫理論に立脚して、人体に備わった免疫機構でがん細胞を殺せるのは、極めて初期の段階で、それを突破して成長したがん細胞に対して免疫機構は無効だと考えてい

ます。だから、成長を続け全身に転移していく「本物のがん」にはなすすべはない、というわけです。

福田　進行がんになったら、免疫機構はもう働いていないと考えるのは早計だ。進行が抑えきれない状況にありながらも、からだには治ろうとする力が絶えず働いている。免疫学が細かい免疫物質の作用機序を明らかにしたといっても、まだ部分だけで、単球の働き一つ解明できていない。そんな免疫学に依存しても、患者の治す力のすべては語れない。患者ががんに立ち向かい、治り、共存していく力は、患者の変化を全体として見ていれば分かる。その指標が白血球の分画や単球の動きだといってるんだ。それを知れば、患者に生きる希望が湧いてくる。からだは頑張ってるんだ、俺も頑張ろうと。そして、心底頑張れば、俺もよくやったと本当の諦めが生まれ、悟りが生まれる。その全体が「希望」の医療なんだ。治療家は、希望のある医療をしなければならない。希望こそ最大の免疫力であり、自然治癒力なんだ。

松田　近藤さんは、個人の自由を尊重し合理性に従う強い信念の持ち主です。それがあったから、大学医学部という「白い巨塔」で、定年まで講師の地位に甘んじ、孤立に耐えて患者のために闘い続けることができた。また、その合理主義的な思想のゆえに、抗がん剤の認可にエビデンスがないなど、現代医学の暗部を批判することができた。立派な方です。でも、医療は合理的な側面だけで成り立つわけではない。自然科学になりきれない未知な面や不確定要素を多分に含む、アート（技芸）として成立する独自の領域です（コラム8）。

福田　これまでの医療の歴史はどうなるんだ。中国では2000年、日

本に来てから1500年の東洋医学の効果を合理性だけでどうやって説明するんだ。

松田　実際にがんが消えて治っている患者さんがいます。がんは自然退縮する可能性がある。近藤さんの本でもそれは認めているんですが、そのがんは特別で、遺伝子的にそういう道筋が決められていたんだろうというわけです。確かに、近藤さんが踏まえている免疫理論やがん発生論からすれば、そうしか言えないでしょうね。

福田　自然に治る場合があるんだから、それを促進する医療があるはずだろう。治らないと思ったらおしまいなんだよ。抗がん剤や放射線、手術を受けて免疫力を痛めつけられ、疲弊しきった患者でも、気血免疫療法で自律神経と血流を整える手助けをすれば、自覚症状は治まり、元気を回復してがんと共存していけるようになる。もちろん、俺の治療も万能ではない。がんの末期でリンパ球が10〜20％まで落ちてきたら難しい。30％を超える人だと、このやり方で助けられるかもしれない。

松田　治るという考え方と、治らないから放置するという考え方では、病気への向き合い方は全然違いますよね。免疫の働きは分からないことをたくさん含み、できあがったがんには免疫機構は無効だという近藤さんの理論も、完成されたものとはいえない。がんが消えるには、遺伝子だけでなく未知の複雑な要素が絡んでいる。がん細胞の消滅ではなく共存戦略を取るならなおさら、できることはたくさんあるということですね。

　人間関係や働き方を見直し、ストレスや過労を避け、食べ方を変え、運動して汗をかく。がんになったことの意味を肯定的にとらえ、人生を生き直す。そして、気血の流れを整える治療法、養

Column 8

近藤誠氏のがん放置療法をどう見るか

　近藤誠氏は、がん3大療法（手術、抗がん剤、放射線療法）が多くの場合、無効であり、治療死のリスクさえあることを、効くという研究論文の虚偽を暴いて明らかにし、がんになったら人格の尊厳を守るために医療から逃避すべきであると国民的な議論を巻き起こしました。そして、がんには「本物のがん」と「がんもどき」があり、本物は発見された時には転移していてどんな治療も無効であり、「がんもどき」は治療しなくても変化せず、消失することもあるとして、どちらも治療しない「放置療法」を勧めています。多くのがん患者が、無意味な治療で寿命を縮めている現在、治療死を避ける賢明な提言といえるでしょう。

　しかし、近藤氏の論理は現代医療の主流のがん発生論に基づいているために、がんは細胞の遺伝子が傷つき、増殖のコントロールが効かなくなった暴走状態であり、人体の免疫機構もその段階では無効だとし、「本物のがん」になれば諦めるしかないという「絶望」の論理になっています。そして、「がんもどき」や「本物のがん」、転移がんが退縮、消失する例を認めながら、遺伝子がそのようにセットされていたのだろう、と宿命論的な解釈をしています。そこには、合理的に思考する近藤理論の積極的な面と同時に限界が示されているといえるでしょう。

　福田稔氏がこの対談で指摘するように、現代医学の免疫理論はまだ未完成です。それを根拠に、「本物のがん」には人体の免疫機構は無効だと言い切ることはできないでしょう。福田氏の臨床体験は、人体の気血を流し毒出しをしてやれば、がん患者の予後は改善し延命できることを示しています。

　また、がん発生論に関しては、どんな症状もからだのバランス失調を回復しようとする治癒反応だという考え方から、がんは、悪化したからだの内部環境に適応して細胞が取る生存戦略であるという、新しい見解が提案されています。それが正しければ、からだの内部環境を健全にしてやれば、「本物のがん」も大人しくなり、場合によっては消失するかもしれません。

この新しいがん発生論を唱えるのが、福田稔氏とともに「福田－安保理論」を構築した安保徹氏です。安保氏は、人間の細胞は複合体で、20億年ほど昔、酸素が増えた地球環境に適応するため、無酸素状態で分裂を繰り返す古い「原核細胞生命体」と酸素を消費して生きる新しい「ミトコンドリア生命体」が合体してできたといいます。生命進化のプロセスを踏まえた理論なのです。

　人間がストレスに満ちた生き方をして低酸素・低体温・高血糖が続くと、酸素を消費する「ミトコンドリア生命体」は働かなくなり、エネルギー危機が生じます。それを乗り越えるために、無酸素でも激しく細胞分裂する「原核細胞生命体」が活動を始める。これががん細胞で、がんは、細胞が現代人の過酷な生き方に適応するために一所懸命、20億年前に先祖返りしたサバイバル現象だとするのです。この見方に従えば、がん細胞の増殖を止めるには、食べ物、運動、心を整え、気血を循環させ、酸素をたくさん取り込んで、「ミトコンドリア生命体」が正常に機能する高酸素、高体温のからだにすればよいわけです。それは、患者を励ます「希望の医療」に根拠を与えてくれる理論です。

　近藤氏の合理的視点からのがん治療批判と、気血を巡らし自然治癒力を高める希望の医療が結びついた時、真に患者の福音となるがんとの共存の在り方が可能になるのではないでしょうか。

参考文献：・近藤誠著『抗がん剤だけはやめなさい』（文春文庫）、同『がん放置療法のすすめ』（文春新書）など
　　　　　・安保徹著『人がガンになるたった２つの条件』（講談社プラスアルファ文庫）
　　　　　・安保徹、福田稔、永野剛造著『非常識の医学が病を治す』（実業之日本社）

生法を選択する。気功や太極拳、ストレッチも良い。「放置」とは、現代医療を受けないことであり、自然治癒力を高めるためにできることまで見限る必要はない。私は、人に内在する治す力を、「免疫力」と科学的、限定的に呼ぶよりも、「自然治癒力」と広くファジーに言いたいですね。「自然治癒力（ウィス・メディカトリックス・ナチューライ）」は、2000年前のローマ時代に、ヒポクラテス派の医師が作り出した西洋の言葉です。

福田 俺が「免疫力」とあえて科学用語を使うのは、答えが事実として白血球の中にあると言いたいからなんだよ。早期がんで俺の治療を受けて治った人は、治った理由を語る血液データがはっきりとある。ある夫婦が私の治療を受けて「眠れないのがすぐ眠れるようになって、腰が温かくなり、うわーと臭いもの抜けていったような感覚があった」と言っていた。それで早期がんが消えた。奇跡は奇跡なんだが、それは起こるべくして起こるもので、計測できるものなんだということだね。顆粒球とリンパ球のバランスもとれていた。

　進行がんだってそうだ。俺は刺絡療法を始めるようになってから、がんは本来、抗がん剤、放射線、手術などを受けなければ、楽に経過し、死ぬ時も苦しまないピンピンコロリの病気だということを患者から教わった。がんの苦しみは、多くの場合、がんそのものではなく治療による苦しみだ。

松田 同じ意見を、この頃、がんの患者さんを看取った医師や鍼灸師たちが語り始めていますね。

福田 そうなんだよ。この気血免疫療法を続けていくと、末期の患者も亡くなる直前まで自分の口で食事をとり排泄し、普通の生活が

でき、痛みが出てきて入院し鎮痛剤が必要になるのは最後の２、３日という生涯をまっとうできる。生命を支える根元的な力をいのちが終わる直前まで維持できる。現在の緩和ケアは、自然な死の過程を目指すのでなく、死に行く人を薬漬けにすることしかできていない。

松田　私も母をホスピスで看取りました。現代医学の緩和ケアは、結局、薬物療法しか方法がなく、母の最期も点滴によるむくみが苦しくて、あまり楽ではなかった。先進的なホスピスとして知られる施設でしたが、鍼灸やマッサージは導入されていず、限界を感じました。

福田　緩和ケアでは、最終的に麻薬を投与され、麻薬は血流を止め、神経の働きを衰えさせるので、痛みを和らげる一方、便秘で苦しむことになる。麻薬の作用で意識はもうろうとし、近親や愛する者に別れも告げられず亡くなることが多い。気血免疫療法でまだ体力のある間に血流と神経の働きを良くして毒出しをしていけば、末期になっても治る力は働き、痛みは軽く、食事もとれ便秘もない。意識もはっきりしている。最期まで元気があり、それを使い切って逝くというピンピンコロリの人生が可能になる。現在の終末期緩和ケアは、人間の死の自然な過程に反して余計なことをしている過剰医療だと言わざるを得ない。

　医療関係者はこういうことを見直すべきなんだよ。人間は治るようにできている、という考えに立脚する医療を作らなくてはならない。今のような治る力を無視して薬漬けにする医療のままでは、人類が滅びる。自分たちの理論や治療が間違っているはずはないという面子にこだわってはいけない。

松田 現代医学はアロパシー（反対療法）といわれています。症状はとにかく悪いものだから、対抗して消すという発想です。私たちは、症状は治癒反応だから、それを促進し支援すれば、症状は必要がなくなって消失するという伝統医療の考え方に戻りたいですね。

福田 変えないとダメだね。乳がんで切除したのに、また再発したという人がパニックになって俺のところに来た。治療したら、ストーンと何かが落っこちた。落っこちたということに、彼女は大きな衝撃を受けていた。金曜日の夜に来たので、落っこちたから心配する必要はない、月曜に来るように言ったら、その日に落ち着いたから行きませんと電話がかかってきた。「切れば治る」じゃないんだよ。その考えでやって治癒率30％を超えられない。それが今の医学の現状です。

日本には独自の自然治癒力思想がある

松田 患者さんの自然治癒力が働く場合、症状が強くなったり、痛み、発熱、下痢、湿疹など、瞑眩というか、好転反応が出てきますよね。

福田 「百病は一気の留滞により生ず。病、瞑眩せざれば、その病は癒えず」後藤艮山だね。瞑眩で一番出るのは熱です。

松田 そうですね。そのように、自然治癒力が働けば発熱や下痢などの治癒反応が出るという考え方、またあらゆる症状は治癒反応であり、症状を通過して人は治るという考え方、それらは東洋医学だと思われています。ところが中国医学には、そういった発想は乏しいんです。中国医学は病気を自然治癒力である「正気」と症状を作り出す「邪気」が闘う邪正闘争の状態ととらえます。だから治療とは「正気」を助け、「邪気」を排除することです。痛み、

発熱、下痢、湿疹などの症状は熱邪や寒邪がもたらしたもので、取り除く対象であり否定的に考えられているんですね。

　これは、日本人が唱える自然治癒力思想と明らかに違います。じゃあ、それはどこから来たかというと、古代ギリシャのヒポクラテスの発想で、江戸時代に蘭学を通じて輸入されたものです。それが明治・大正・昭和と伝えられてきました。では、日本人はヒポクラテスの発想を単にハイカラな西洋思想だから受け入れたのか。そうではない。そのずっと前から「病は自ずから治る」という、ヒポクラテスと同様に症状を肯定し自然治癒力を信頼する考え方が日本にはあったんです。

福田　江戸時代の後藤艮山の「一気留滞説」や吉益東洞の「万病一毒論」ですね。

松田　その通りです。それをさかのぼれば、室町時代、平安時代、弥生、縄文とたどれる日本人の自然観、生命観に繋がります。修験道とも繋がりの深い近江の多賀大社を拠点とする多賀法印流という打鍼の流派がありました。お腹に小槌で鍼を刺す日本固有の鍼法です。この流派に、起源はそれ以前にたどれると思える江戸初期の文献があるんですが、そこには「病気を治す方法なんて知らないよ」と書かれているんです。

　こういう言葉です。「我かつて病を治すこと知らずとなり。病を治せんと思わば首を切るべし」病気を治したければ、患者の首を切れ。首を切ればいのちもなくなり、病気もなくなる。多賀法印が言いたいことは、いのちと病気は切り離すことはできないもので「邪正一如」である。生きているから病気になり、いのちが一生懸命治ろうとする、その過程の反応として症状が自覚されると

121

いうことですね。病気を肯定し、いのちの営みを絶対的に信頼する、そんな先生と同じことを、日本人は400年前に言っている。

多賀法印は、病気にそれぞれ名前を付けて対症療法的に治そうとするから、根源的な自然治癒力が弱ってしまい病気が重くなる。そうではなく、「気が凝集しているところ、毒が溜まっているところを把握してそこの気を流してやればよい」とも言うのですが、それも先生とまったく同じです。「集まっている気を散じ、滞っている気をめぐらせれば、病は自ずから治る」。こういう病気肯定の自然治癒力観を日本人はずっと持ってきた。その土台があったので、その上にヒポクラテス思想を受け入れることができたわけです。

福田 いつの時代も、分かっている人は分かっている。日本医学の歴史は素晴らしいね。日本人の思想、生き方を誉めてきたけど、それがなかなか伝わらないね。

松田 医療に携わる者はもっと自信を持つべきですよね。日本的ないのちの感覚と中国の思想、ヨーロッパの思想の3つが結び付いたグローバルな精神が、日本の自然治癒力思想です。それは中国医学そのものではない（コラム9）。

福田 日本でいいじゃないですか。

松田 日本、中国、西欧の思想を統合した生命観、医療観だからこそ、世界に向けて打ち出していく価値があると思いますね。

福田 松田さん、やるべきだよ。歴史のためにやらんばなるまい。

松田 そう思うのですが、こうした思想を伝えるのは、簡単ではないですね。しかし、先生の気血免疫療法が、西洋医学の自律神経免疫理論を踏まえつつ、「気を流せ」「一気留滞」「万病一毒」「病は

おのずから治る」の日本医学に還ったことの意味は伝えていきたいです。

福田　私が自律神経免疫治療研究会を辞めたのもそれを理解してくれる人が少なかったからです。サプリメントをやれば治るとか、1人2万円や3万円頂くという医者が出てきてしまった。やっぱり道元禅師の話に繋がるけれども……やっぱり道元ですね。

■ 福田流養生術〜少食にし畑仕事と運動で汗をかく

松田　道元の話にいく前に、もう1つぜひお聞きしたいことがあります。リンパ球、顆粒球のバランスの理論から自律神経免疫療法はスタートしたわけですが、この数年、気血免疫療法に進化するのに伴い、単球（マクロファージ）に着目する新しい理論展開がありますね（第1章「気血免疫療法のキーポイント」参照）。

福田　その理論の始まりは、簡単なんですよ。早期がんで治ったとか、胃がんと膵臓がんを合わせ持った人が3ヵ月で治ったとか、そういう人が現れ始めたから、悪性腫瘍がどうしてこんなに簡単に治るんだと、6、7例の血液データを調べていったら、何てことはない。普通150〜250前後のマクロファージが500、600ある。これは自然免疫というよりも、マクロファージは獲得免疫なのではないかということを探っていった。

松田　マクロファージは自然に備わった免疫とされているんですよね。

福田　そうです。でも獲得し学習したほうだと思った。全部マクロファージが500を超えている。300を超えれば大体、がんを治す力はあると思っていた。マクロファージは400あるとたいていの病気は治ります。500、600あれば目の前で治る。胃がんの人は

1〜2ヵ月ですよ。肺がんの人は1、2回の治療で消えちゃったもんだから、なに一と思った（表❸・126頁）。

松田 そういうことがあったんですね。

福田 そういう人がいたもんだから、これは獲得された免疫だろうと思った。だってほかにない。リンパ球はあまり動いてくれず、治っ

Column 9

日本的自然治癒力思想の流れ

　日本には固有の自然治癒力思想の流れがあります。それは、縄文時代以来のあらゆるいのちの営みを尊重する自然主義的な生命観を基盤に、仏教、中国医学、西洋のヒポクラテス医学などの影響を受け入れ、作り上げられてきた総合的ないのちの思想です。

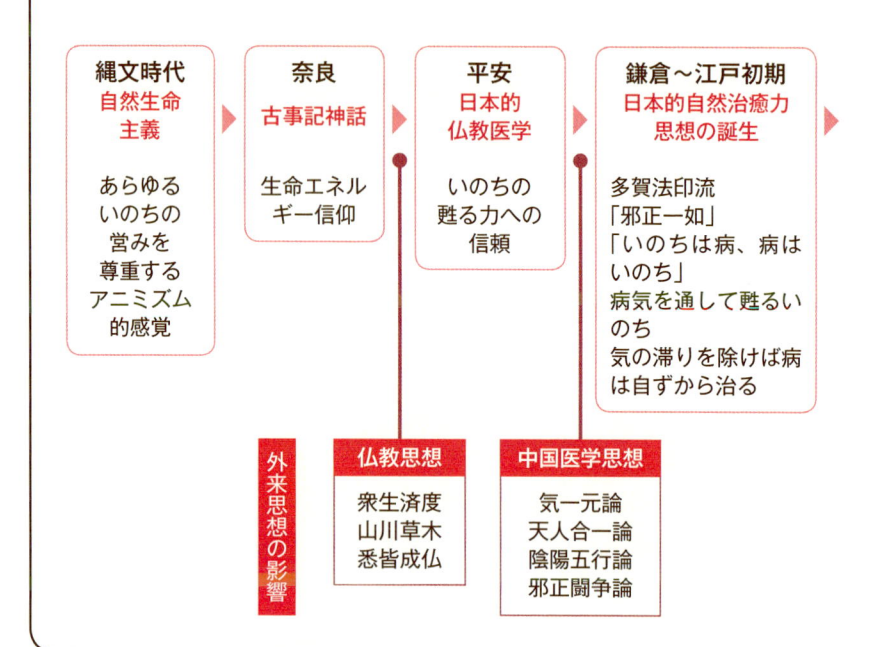

縄文時代 **自然生命主義**	奈良 **古事記神話**	平安 **日本的仏教医学**	鎌倉〜江戸初期 **日本的自然治癒力思想の誕生**
あらゆるいのちの営みを尊重するアニミズム的感覚	生命エネルギー信仰	いのちの甦る力への信頼	多賀法印流 「邪正一如」 「いのちは病、病はいのち」 病気を通して甦るいのち 気の滞りを除けば病は自ずから治る

外来思想の影響

仏教思想
衆生済度
山川草木
悉皆成仏

中国医学思想
気一元論
天人合一論
陰陽五行論
邪正闘争論

てきた時だけぐんと上がってくる。その時、リンパ球を減らしておいてマクロファージが高くなる。300、400と上がっていって、治ってくると300を切る。そうするとリンパ球がいつの間にかぐーんと上がっていく。結局、最初からマクロファージの数値が高い人はたいがい治る。

江戸中期
日本古方派の勃興

後藤良山
「一気留滞説」
吉益東洞
「万病一毒論」

江戸中期～幕末
ヒポクラテス的自然治癒力思想との合流

緒方洪庵
「自然良能」
平野重誠
「発熱は自然作用力」

明治・大正・昭和・現代
日本的自然治癒力思想の定着

和田啓十郎
『医界の鉄椎』
中山忠直
『漢方医学の新研究』
治療家は患者の自己治癒を支えるだけである
症状は治癒反応

蘭学
ヒポクラテス的な症状を肯定する自然治癒力思想

参考文献：松田博公著『日本鍼灸へのまなざし』（ヒューマンワールド）、松田博公対談集『日本鍼灸を求めてⅠ、Ⅱ』（緑書房）

表❸ 良く改善した患者の単球（マクロファージ）個数の推移
（1年毎の平均個数）

年	白血球（個）	リンパ球（個）	単球（個）
2007	4350.0	624.7	134.9
2008	3710.0	763.3	266.5
2009	3588.9	871.5	299.9
2010	4360.0	903.9	326.4
2011	3780.0	856.1	464.4
2012	3366.7	767.2	259.7

※2007年～2011年まで連続して単球が増加（年平均）。2012年以降、体調が安定すると、逆に単球は減少して全体のバランスを整える。

松田 逆に最初から少ない人もいるでしょうね。

福田 います。120～200の人が6年くらい来ていますが、状態が上向くまでにやっぱり3～4年はかかりましたね。5年を過ぎて、今度は本当に健康になった。

松田 健康な人のリンパ球と顆粒球のバランスは、35％と60％ということですが、その時のマクロファージの値はどれくらいですか。

福田 250～400くらいでしょう。250ではやや少ないけれど、きちんと自分をコントロールできれば、良くなってくる。その長くかかった人でも徐々に白血球の数が増えてきている。

　顆粒球とリンパ球の分画は、誰でも測っておいたほうがいいですね。健康のバロメータだから。昔は測っていた。それを、現代医学は治療に必要ないといって測らなくなってしまった。今は、単純に白血球数だけ見ている。それじゃあ、患者のからだ全体の

バランス、健康度は分からない。俺もリンパ球は少ないですよ。白血球 4500 〜 5000 前後でずっといます。でも毒出しをしていれば、生きていられる。肝機能が γ-GTP1200 〜 1500 あっても生きていられる。

松田 先生は自ら高い肝機能障害の値を抱えながら、自己治療をして頑張っておられるんですね。

福田 養生としては、水野南北に倣って少食にしている。それと、畑仕事のほか、運動を毎日 30 分続ける。汗をかいて悪いものを出すとからだは強くなっていくんですよ。それに治そうとする気を持つこと。治療は心とからだもみんな繋がっているから、そうすれば自分の免疫力、自然治癒力を保てる。自分が治らないと思ったらおしまいなんですよ。

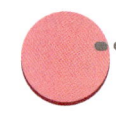

福田稔名言録

■ 人は治るようにできている

松田 さて、先生は毛筆で教訓とすべき語録を書いてこられました。私たちも墨跡に接し励まされてきました。それを素材に先生の臨床の境地をうかがいたいと思います。語録の中でも一番の名言は、「人は治るようにできている」ですね。

福田 そう思った時に自分も救われたんですよ。こんなに良い言葉があるのに、なぜ俺は自分で自分を治そうとしないんだ、と。

松田 天地宇宙は自然の摂理で運行している。天地宇宙は基本的に完全であり、おのずから整っている。こういう認識は西洋にも東洋にもあります。西洋では健康（health）の語源は、全体であり完全であること（whole）ですし、中国では、天地から生まれた人間は、天命に従って生きれば治る存在である、と考えてきました。

福田 自分で言うのも変だけど、これは名言だね。

松田 神あるいは自然が、生命をそのように作ったわけですね。

福田 摂理、法則に反するなということでしょう。あまり知に走るな、自然にまかせろと。

松田 人は本来、「頭寒足熱」で、天地と同じく足は温かく頭は涼しいものである。それが逆転しているのだから、元に戻してあげれば病気は治る。要するにからだのあちこちで滞っている気を流してやればいいというのが先生の治療観ですね。

福田 そうです。仲間が作家の五木寛之の講演会を新潟で主催したものだから、ちょっと話をさせてもったら、私のことは知っていた

んだよ。そこで、さっきの富士山の話を「頭寒足熱」にからめてした。上のほうは冷たくて雪で白くなっていてきれいだ。それで地に戻ってくれば、下のほうは温かい。だから富士山はきれいで、良い場所だ。からだをそういう状態にできる治療があるんだと言ったら、彼が書いた健康法の本を置いていってくれたよ。

　医者が治すなんて大間違いなんだ。免疫や自然治癒力について何も考えないで、薬を出して、俺が直しているなんて言うのはとんでもない。みんな患者の中に治す力があるんだから。

病は自律なき己の心の内にある

松田　「病は自律なき己の心の内にある」これも至言ですね（第5章「福田稔自筆名言録」参照）。でも、患者さんは普通、西洋医学であれ東洋医学であれ、何かに頼りたいと思っているので、この言葉を聞いて、すぐには腑に落ちないでしょうね。

福田　「自分で治すんだから、自分自身を改革して来い。俺ができることは5％しかない」と言い続けているんだけどね。自分以外の誰も治してくれない。本当に苦しいうつ状態から脱却しようとする時は己で解決しなくてはならない。それは自分が体験して自覚したことです。あの世のお祖母ちゃんが俺に教えたのかなと思うけどね。漱石の『草枕』も同じですね。

　「もののふのやたけ心の一筋に、身を捨ててこそ浮かぶ瀬もあれ」。最後まで疑問として解けなかったのがこの言葉です。

松田　それが夏目漱石の『草枕』にあるんですか？

福田　漱石は単に、「身を捨ててこそ浮かぶ瀬もあれ」と言っただけなの。「もののふのやたけ心の一筋に」の言葉は、高校に入る頃に読

んでいた本で覚えたので、意味も何も分からないまま、ずっと疑問に思っていた。それで、自律神経免疫療法時代の最後に、なるほど治療というのはこうだと、この意味がやっと分かった。自分を全部捨ててみろと。自分のものを全部捨てた時に良い治療ができる。だから、副院長なんかの肩書きは捨てないといけなかった。そういう運命にあったんですよ。もともとなる気はありませんでしたがね。だから会議にも出ずに、ゴルフばっかりやっていたから追い出された（笑）。気象を調べてあちこち行っていたし。追い出されるのは当たり前だな（笑）。

■ 自分が治せなくて人を治せるか

松田 突然の病に倒れた先生は、死と接する世界へ行く苦しみを味わわれた。そして、そのことで治療家として大きな宝物を手に入れられた。病気を経験していなかったら、どうだったでしょうね。

福田 あの病気をしていなかったら今の治療まで進歩しなかったと思うね。自分を支えたのは、「己が治せなくて人を治せるか」という問いかけです（第5章「治療家心得編」参照）。以前にも話しましたが、それで気の世界に入ることができた。気の世界は不思議です。昔は猫や犬がなつかなくて、道で出会えば、必ず逃げられたり吠えられたりしていた。今の治療法になってからは、猫も犬も逃げたり吠えたりしなくなった。

　家庭菜園で作業をしていた時のよく話すエピソードがあります。鳥が近くに寄ってきた。可愛かったから写真を撮ろうとカメラを取りに行って戻ったら、ちゃんと待っていた。カメラを近づいても逃げないんだ。撮り終わって「ありがとうな」と言うと飛んでいっ

た。鳥も気を感じているんだよね。

松田 動物はもちろん人間だって子どもは気を感じている。大人は頭でっかちになり鈍感で、気を感じられなくなっている。病気の経験がなかったら、先生は気の世界も知らず、頑張る治療家として、「俺が治してやるんだ。がんも俺が治す」と言っていたかもしれませんね。

福田 そうだよな。毎日何十人もの患者を必死に治療していたら、誰だってそうなるかもしれない。それだけの患者は、何も考えないで目をつぶって突進しないと扱えないからね。神様が見ていて、無理やり引き返せさせくれたんだろうね。

松田 医者はすべからく病気を体験すべきですね。世間には頑健過ぎる医者が多過ぎるのかな。

福田 確かに病気をしないと分からないことがあるね。人の治療にかかわる者はそれを肝に銘ずるべきだ（第5章「治療家心得編」参照）。50歳くらいまでは俺も頑健で遊んでばかりだったから、残りの人生はお返しだと考えてやっている。最近は一日の患者数は8人くらいだね。患者の毒気をもらうので、毒出しも10日に1度はしないといけない。毒出ししていれば、リンパ球が少なくても、肝機能のγ-GTPの値が高くても生きていられる。肌だってきれいになった。この治療では痴呆症も取れます。施設に閉じ込められているだけでは、日和見感染してしまう老人も多いでしょう。

松田 老人を運動させずに寝かせ切りにすれば、免疫力が落ちて肺炎になるのは当たり前です。『黄帝内経』には、「久しく臥せば肺を傷る」とあるのですが、その文章を踏まえて、私が師事した鍼灸師の故井上雅文先生は、「寝かせ切り老人が肺炎になるメカニズム

は古代から分かっていた」と言っていました。ところが現代では、寝かせ切り老人に抗生物質を出せば、肺炎が予防でき、治療できると考えている。もっと大事なのは、からだを動かし気血が巡る生活をさせてあげることです。ほんとに医療の思想がおかしくなっていますね。

福田　営利に走る薬漬け医療が蔓延し、誰も彼も頭が変になってしまった。みんな神様に捕まって無理矢理引き戻してもらわなくてはならないね。

運動して汗を出すことから始まる

福田　そういう老人の状況もあるから、「運動して汗を出すことから始まる」と俺は以前書いたんだよ。老化は悪いものが溜まることだから、汗をかかせて、悪いものを出してしまえばいい。がんの末期で腰が痛い、転移したんじゃないかと不安がって来院する人もいるが、この治療で楽になるし、効果は1週間もちますよ。

松田　『黄帝内経』に「通ぜざれば痛む」とあるように、痛みの原因はがんの転移そのものというよりは、気血が滞るからですね。だけど患者は転移から来た痛みだと思い込み、さらに死の恐怖と結び付いてパニックに陥ってしまう。気を通してあげれば痛みは軽くなる。

福田　アトピーは「原因が分からない病気」という意味だが、それを「治らない病気だ」と言う医者がいるらしい。そんな医者は相手にしなくていい。アトピーは治る病気だし、私のアトピー治療は昔より治るのが早くなってきた（第2章「つむじ療法の治療例／アトピー性皮膚炎」・87頁参照）。

松田　治療ラインもはっきり分かり、気血の通し方が早くなったからですね。

福田　そうだよ。気血の通し方が早くなると、汗がたくさん出るようになる。汗がたくさん出ると悪いものも多く出る。大切なのは、結果として下腹部の丹田が温まること。

松田　丹田は、いのちの根源である正気が宿っている場所。そこが温まるか、充実するかを指標に先生は治療し、患者さんは養生するということですね（第2章「図❷・81頁」参照）。

福田　丹田のことを知っていた中国の人はすごい。それを日本の医療はなんで理解できないのか。鍼灸師もあまり言わないね。

松田　絶えず原点に戻らなくてはだめですね。【患者に教わる思想】で言いましたが、中国人は図式化することが得意で、鍼灸もそのお陰で伝わったけれど、反面、ツボや経脈を固定的にとらえるような観念主義の弊害も生み出した。先生は、「見て分からなかったら触ってみろ。指で押して感じろ。患者に教えてもらえ」と言い続けていますよね。それは、とても日本的な感覚なのですが、実は古代中国にあり、『黄帝内経』にも見られるものです。一元流の鍼灸師、伴尚志さんは、臍下丹田を人身の中心とする身体観は中国に渡来した仏教の影響だと言っていますが、その通りでしょう。先生の臨床の思想は、さかのぼると中国にもインドにもたどり着く歴史的な深みがあると、私は思っています。

■ 捨ててこい、身を浄めなければいけない

松田　さて、「捨ててこい」という先生の言葉も、今の医者や鍼灸師、患者さんに対する鋭い提言ですね。今のままで良いと思っている

のかと。医療者という身分にしがみつくことが、医療の問題を作り出しているのではないか。あなたの今の習慣となった生活、漫然とした生き方が、病気を作り出しているのではないかと。

福田 その通りですよ。だから、臓器移植をやるとか、乳房の予防切除なんていうのは、空いた口が閉まらない。一体誰がこんな医学を作ってしまったんだと。

松田 予防切除に疑問を抱く多くの人も、iPS細胞は素晴らしいと思っていたりする。

福田 とんでもない。同じですよ。そういう人たちはロボット工学をやっていればいいんだよ。これ以上、自然を失った世の中になったら、どうなるんだ。

松田 もう1つ「捨ててこい」と同じ意味の言葉なんですが、先生がおっしゃった「身を浄めなければいけない」という言葉が鮮烈です。「身を浄める」といえば、シャーマンだった先生のお祖母さんは、早朝に水垢離して身を浄めておられたそうですね。

福田 そういう時には必ず苦しんだ人たちが来るんですよ。それで、ばあちゃんに聞いたわけ。どうして寒いのに、そんなことをするのかと。「そうしないと来る人が治らない」と言っていました。

松田 今こそ、我々が身を浄めないといけない時だということですね。

福田 これからは特にそうです。お金に切羽詰まったことをしないで、もっと身を浄めて誠心誠意やってみる。そうすれば患者も治る。

松田 お祖母さんの先生に対する影響が、幼い時から今に至るまで、大きいという気がします。

福田 そうです。あの姿は忘れられない。なぜ、朝の4時や5時に氷を割って水をかぶるのか。よくやるなと思いましたね。その姿を

中学に入るくらいまで見ていました。多感な時期でしたからね。祖母の生き方が、今になって、分かるようになりました。

　自分ではもともと医者になるとは思っていなかった。それなのに「この子は世のため人のためになる運勢を背負っている。お前は医者になれ」と祖母は言っていた。物理も生物も苦手だったから、なぜ医者になれたか、いまだに不思議なんだよね（笑）。

松田　お祖母さんは、気合いとか手かざしとか気功的な治療をされていましたか。

福田　相手とお話をして、お祈りもしていました。流行り病なんかがあると、患者のからだに葉っぱをくっ付けてお祓いをして、最後にその葉っぱを捨てていました。

松田　病気の時、悪いものを何かに付けることによってからだから取り去る。それはまさにシャーマニズムの技法で、世界的に共通してみられるものです。フィリピンの心霊治療などもそうですね。お祖母さんを通して民俗医療の世界を知っていたから、先生の視野は広くて、外科医から他領域へとこだわりなく足を踏み入れることができたのでしょう。そして、今や気の世界に入っておられる。

■ 成道の為の故に今この食を受く

松田　先生に影響を与えている歴史上の人物も、皆何らかの形で霊的な感覚の持ち主ですね。道元にしても、水野南北にしても、この世を超越した人たちです。

福田　飛び抜けた人たちね。そういう人たちに憧れたんだね。だからこの世で偉くなった人たちを見ると、ちゃんちゃらおかしい。

松田　福井県の永平寺に行かれたのも、道元への関心からですね。道

元は、曹洞禅を日本で大成された禅師ですが、食事の意味についても深く考え、精進料理の著書『赴粥飯法』に中国唐代の「五観の偈」を引用しています。「成道の為の故に今この食を受く」食事をいただくのは、仏法を悟るためだ、自分がこの食事を受けるに値するかどうか、食事の前に点検せよ、という厳しい指示ですね（コラム10）。

福田 そうです。その時にマムシが天井から落っこちたのには、ぶったまげたね。しかも、「心」という字を目の前に見せられたんだから。

Column 10

道元と「五観の偈」

道元は、1200年に生まれ1253年に遷化した鎌倉時代初期の禅僧。宋に4年4ヵ月留学し日本曹洞宗の開祖となりました。著書『正法眼蔵』の「仏道をならふといふは、自己をならふなり。自己をならふといふは、自己をわするるなり。自己をわするるといふは、万法に証せらるるなり」という言葉は有名。悟りとは、ありのままの現実世界に他者と共に生きることであると考えた道元は、食事を作ること、食べることも修行だとして、禅堂の料理掛の心得『典座教訓』と食事を頂く修行僧の心得『赴粥飯法』を著しました。僧が食事の前に唱える「五観の偈」は、『赴粥飯法』に引用され、広く知られました。

一　功の多少を計り彼の来処を量る。
二　己が徳行の全欠を忖って供に応ず。
三　心を防ぎ過を離るることは貪等を宗とす。
四　正に良薬を事とすることは形枯を療ぜんが為なり。
五　成道の為の故に今この食を受く。

松田　それを「心」という字だと読んだのは先生ですよね。

福田　何だ、この姿は？と思いました。こっちを睨んでいる。5分近く逃げずに動かない。俺も動けなかった。

松田　マムシだとすぐに分かりましたか。

福田　分かりますよ。蛇捕りはしょっちゅうやったからね。そこは永平寺の近くの吉峰寺といって、道元が修行した場所です。修行僧が寺内を全部案内してくれて、お札をいただいたとたんに、目の前にどんと落ちてきた。コウモリを掴んでいた。何か俺に伝えが

現代語訳

一　この食事が出来上るまでの手数、食材が如何にしてここに出されたかの経路を思いなさい。

二　自分はこの食を受けるだけの徳ある行いをしたかを反省し、供応を受けなさい。

三　迷いや過ちから離れるために、貪欲・怒り・愚かさをなくすようにしなさい。

四　食事という良薬を頂くのは、身体の枯渇を癒す為である。

五　仏道を成就する目標の為に、この食事を頂くのです。

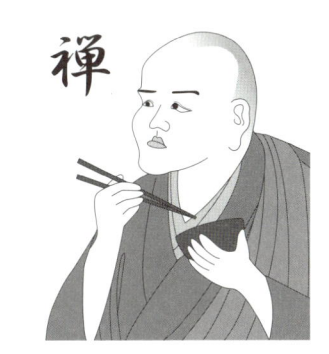

道元

参考文献：道元著『典座教訓・赴粥飯法』（講談社学術文庫）

あるなと思いました。その時撮った写真を見たら、「心」の字の形だった。その時に霊的なものを感じました。そこは「蛇寺」というそうです（**写真❷**）。

　これは偶然ではない。これは、死にたくても死ねないから、生きろと突き付けられたこととも全部繋がっているように思えてならなかった。大学に入った時に易者にからだを見せてくれと言われて、見せたら「あんたは強運の持ち主だ」と言われたんだよね。今まで死にそうになったことが3度あったが、死ななかった。

　1度目は、子どもの頃で、故郷の福島県いわき市で裸馬に乗って走っていた時、馬が急に方向転換をしたので頭から真っ逆さまに落馬した。落ちたそばに杭が立っていて、それにぶつかっていたら、間違いなく死んでいたね。スキーをやっていて事故にあったこともある。3度目はうつ病で苦しかった時。死にたくても死ねないというのはそういうことだと思う。やっぱり、強運があったんだね。だから今度はお返ししようという気持ちになっている。

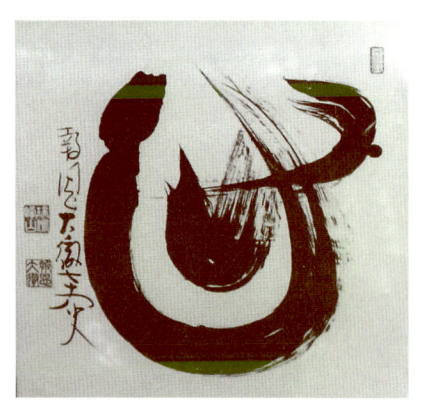

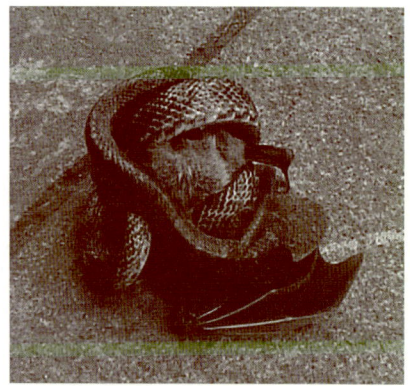

写真❷　永平寺の心の書と蛇の写真（2007年6月2日）

松田　裸馬で突っ走るとは、いかにも先生の向こう見ずな性格を彷彿させますね（笑）。

■ 少食にすれば運勢が改善される

松田　道元と水野南北の共通点は、食についての教えですか。

福田　一番教えてもらったのは、水野南北です。風呂屋で3年修業し、床屋で3年修業し、葬儀屋で3年修業して人のからだを学び、ついに「少食にすれば運勢が改善される」と発見した。「3年間食を慎め」と。「食を節することは、天地に陰徳を積むことであり、それにより天録が書き換えられ人相まで変わる」と言っている。俺は自律神経免疫療法から20年近く経って、いいところまで来ていますよ。いや、もう少しだな。でもいいところまでは来ましたよ（コラム11）。

松田　最近、先生が感銘を受けたと仰っている宗教家、岡田茂吉の文章を読んで、こういうところに先生が共感したのかと納得がいきました。病気は自然治癒力によるからだの清掃作業だと言っている。岡田茂吉と同じく、先生も「毒出し」をしている。「浄霊」もしてるかな（笑）。

福田　魂を浄めるという意味の「浄霊」は、俺もやってるかな。患者に大声を出して。

松田　「捨ててこい！」「自律しろ！」と（笑）。

福田　岡田は最初は、病気を治すのに「毒を出せ」と言っていたが、やがて宗教家になってしまうんです。その言葉によって、昭和の戦前・戦後の時代に結核が治っているんですよ。そういうことすら検証しようとしない医療が何をしたんだ。まさに、利益のため

なら何でもする医療になってしまった。

　警鐘を鳴らしっぱなしなんだが、田舎のじいさんだとバカにしてるのかもしれないな。反論できる医者と対談をしたくて挑戦状を出しているが、誰も出てこない。特に、乳がんの予防切除がいいという医者には「もう少し先進的な理論でやってみませんか」と言いたいね。

松田　岡田茂吉は戦前に大本教から出て、世界救世教を創った人ですが、「病気は、自然に放置しておけば発熱や下痢などの浄化作用が働いて大抵は治る。化学的な薬を用いるので、薬毒が溜まり自然治療作用を妨害し、病気を長延かせる」と言っています。こういう自然治癒力の考え方は、前に言ったように、縄文以来の日本的生命観なんです。それが中世の仏教医学で花開き、江戸時代に蘭

Column 11

水野南北

　水野南北は、1760年大阪に生まれ、1834年亡くなった江戸時代中期の観相家。「人の運命は食の仕方で決まる」と「節食開運説」を唱えました。著書には、『食は命－食の慎しみ方によって運命がわかる』（成星出版）、『食は運命を左右する』（たまいらぼ）、『少食開運・健康法秘伝』（慧文社）など現代語に訳されているものが多く、神坂次郎の伝記小説『だまってすわれば－観相師・水野南北一代』（新潮社）もあります。

　南北は幼くして孤児になり、鍛冶屋の叔父夫婦に育てられます。10歳の頃から酒と博打と喧嘩に明け暮れ、盗みをして牢屋に繋がれて、囚人と娑婆の人間の人相が違うことに気付き、観相に関心を持つようになります。出牢後、人相見に剣難の相があり寿命はあと1年だが、出家すれば助かるといわれ、禅寺に行ったところ、和尚曰く、「1年間、麦と大豆

学のヒポクラテス思想と結びつき、幕末・明治・大正・昭和と引き継がれ、東洋医学だけでなく西洋医学でも常識になったものです。古神道など宗教界にも広く流布し、思想家の中山忠直、整体の野口晴哉など多くの人が語っていた時代精神でした。そう考えると第2次大戦前から昭和30年代の医療技術が乏しかった時代のほうが、医療の本質というか、病気の本質はよく理解されていたと言えますね（コラム12）。

福田 日本人の医療のルーツは、山岳信仰ですよ。要するに身を浄めて山に入り、自然と一体になって自分を鍛え、祈りによって自分を治し人を治す。それはお祖母ちゃんとも繋がります。日本古来の山岳信仰は素晴らしい思想を持っていた。岡田茂吉は真・善・美を唱えて、宗教の本質は美にありと、尾形光琳の絵を買ってし

だけの食事を続けてきたら弟子にする」。その通りにしたところ、剣難の相が消え運勢も改善したことから観相を研究し、南北相法の大家となりました。

　その教えは、「少食の者には死苦や長病がない」「食を慎めば気が開け、気が開けば運が開く」「家運が尽きても減食で再興できる」「毎朝昇る太陽を拝む長寿法」「善人短命、悪人長命の理由」など実用的な人生哲学に満ちています。

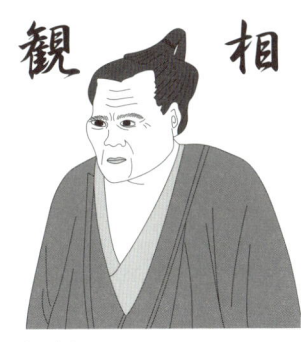

水野南北

まったが、そういう彼の生命に対する美の感覚がすごいと思う。茂吉の時代は、生命の力を信じて健康術で心身を鍛え、宗教や鍼灸・漢方で結核も治った。それから後の時代は、抗生物質が出て皆やってきた。俺もそれをやらせていただいて、製薬会社にただでゴルフをさせてもらったり、研究費もいただいて、旅費もいた

> **Column 12**
>
> ### 岡田茂吉
>
> 　岡田茂吉は、1882年に生まれ、1955年に亡くなった宗教家。38歳で大本教に入信し、52歳で離れ、68歳で世界救世教の開祖に。貧困や事業不振、病弱で結核になり不治の宣告を受けたことなどから思想遍歴をたどりました。食べ物の重要性を認識し自然農法を実践しましたが、現代薬の副作用に気付き、体内の毒を浄化する岡田式神霊指圧療法（のち「浄霊」と称する）を考案し、治療に従事しました。薬毒や自然治癒力についての洞察には、世界救世教の枠組みを超えて、今日に引き継がれるべき価値があります。
>
> 　「例えば、発熱とは、病気を溶解し、又は、殺菌する工作であり、痛みとは、病気を排除し又は、縮小する工作であり、嘔吐下痢は、毒素を排除する工作であり、咳嗽は、気管の浄掃、及び汚物（喀痰）の、排除作用である。かかるが故に、本来から言えば、病気の苦痛は、否、苦痛時こそ、病気は治癒されつつあるのであって、苦痛が大なれば大なる程、治病工作は、猛烈に進行しているのである。しかるに、西洋医学は、病気治癒の為の浄化作用を、悪化作用と誤認する。実に根本的錯覚の途を歩んでいる。その顕著な実例としては、便通の為の下剤服用が、反って便秘を促進し、健胃剤が胃弱者を作り、消化薬が不消化の原因となり、胃薬連続服用の結果が、胃潰瘍を起し、睡眠薬が不眠症とならしめる等悉く、薬剤の逆作用である」（岡田茂吉著『明日の医術・新日本医術とし

だいて、ものすごく楽しかったですよ（笑）。だからお返ししないといけない（笑）。

松田　先生が山岳信仰とおっしゃいましたが、先生のことをお祖母さんも含めて考え、私が感じていたこともそれです。先生は、薬を燃やしちゃうでしょ。これはまさに修験道の護摩を焚く儀式です

ての岡田式療病法』昭和11年）

　「人間は、病気という、浄化作用があるから、健康を保っていると言ってもよいのである。であるから真の病気治療とは、病気を外部へ排泄することであって、内へ押込むことではない。例えば、腫物ができようとする場合、それを散らそうとするが、それが、大変な誤りである。肉体自身の自然浄化作用が、折角、内部の汚物（膿）を排除しようとして、皮膚面にまで、押し出して来たのを、再び元へ、押込めようとするのであるから、その汚物は、内臓へ絡んで、内臓の病気を起すことになる。膿の排泄であるところの、浄化作用が起るということは、それは、その人がより健康で、生活力が、旺盛であるからである。その現象としての病気発生であって、それに伴う苦痛である。故に、苦痛があればあるだけ、肉体は浄化されつつある訳である」（同）

　昭和初期には、同様な自然治癒力思想を語った人々がたくさん現れました。代表的なのが、整体協会の野口晴哉、西式健康法の西勝造、ベストセラー『漢方医学の新研究』を書いた思想家の中山忠直などです。

参考文献：松田博公著『日本鍼灸へのまなざし』（ヒューマンワールド）

よね。日本に連綿と伝わってきた浄化と癒しを神仏に祈る世界が、先生のなかにエネルギーとなって存在している。それが毒舌を吐きながら患者を激しく元気づける先生の臨床のスタイルにもなっているのではないでしょうか。荒ぶる神のような。

福田 それはありますよ。痛めつけるのはそれですよ（笑）。だからもう少し優しい治療に変えて、そろそろ俺もあんまりいじめてはいけないな、と思い始めています。

松田 そろそろ、優しい神、癒しの神になりますか（笑）。

福田 そんなのにはなれっこないけどね。間違った者とケンカをする気があるくらいだから。

松田 ご自身で作られた自律神経免疫治療研究会に、それでいいのかと挑戦状を叩き付けられたわけですからね。

福田 すぐお金のことにしてしまうのがいるからね。これはいかん。自律神経免疫療法を看板にしながら、サプリメントを売る人が出てきた。サプリメントは怖い話なんだ。精製されたものを濃縮して人体のバランスを失うようなものを患者に飲ませて何になる。健康を証明してこそ医学だぞ。世の中が良くならないサプリメントはいらない。それを患者に売りつけてどうするんだ。

松田 医療界に治療医学から予防医学にシフトしようとする動きが出てきました。医療の本質は、養生、予防である、病気になってから治そうとするのは遅いと。それは、2200年以上前の中国の『呂氏春秋』という書物にも、2000年前の『黄帝内経』にも書かれていることです。しかし、その動きに便乗して予防医学産業を作るとか、代替療法を看板にサプリメントを売るとか、そういうのが、昔から医療の変わらない悪癖ですね。西洋でもそうだったし、江

戸時代にも、高額な朝鮮人参を売りつける「商人医者」がいました。

■ 徳を求めて利を語るな

福田　そこから離れてほしい。だから、「徳を求めて利を語るな」と言っている。身を浄めなくてはならないね。どんな場合も、お金は目的ではなく、付いてくるものだ。年に1回、温泉に遊びに行くようなお金があればそれでいい。あとはゆっくり写真を取ったり、農業して過ごす。土をいじっていると本当に癒される。土が悪いものをみんな吸収してくれる。空気があって、風が吹いてきて、悪い気を払ってくれる。植物、樹木にはすごい力があるね。うちの家内も、耳鼻科医の仕事や家事の疲れが野菜作りで癒されていることが、見ていると分かります。花を植えたりしている。私は耕したり、力仕事をする。これをやるだけで汗が出てきて、気をもらう。それが癒しですね。家の中にいるだけではつまらない。

松田　やっぱり気がつまってしまう。停滞してしまう。

福田　そうです。

松田　そういう意味で先生の医療思想を考える時に外せないのが、後藤艮山の「一気留滞説」から吉益東洞の「万病一毒論」に至る江戸中期からの医学ですね。からだを流れる気の働きを大きくとらえる日本医学の骨太い感覚が、また先生のなかに流れ込んでいる。現代中医学の弁証論治のような論理的な細分化とは逆の、宇宙からからだに流入する気の全体的な流れを大きく感じ取る方向です。

福田　江戸時代の歴史はすごい。幕藩体制の地方分権の中で地域の思想が円熟したんでしょう。

松田　日本は中国医学を輸入し、千数百年かけて照葉樹林列島のアニ

ミズム的生命観で濾過し、シンプルなものにした。その凝縮点が江戸の日本医学だと思います。

福田　何でそういう日本医学を大切にしないのかね。臓器移植はやめたほうがいい。移植すると異種蛋白を排除しようとする免疫反応が起こるので、必ず免疫抑制剤を使います。免疫抑制剤の被害は鎮痛剤どころではない。直接、がんの発症に結び付く。乳がんの予防切除も同じだが、こうした先端医療には膨大な儲けがからんでいる。はっきり言えば、人のいのちを犠牲にして、製薬企業や医療産業がお金持ちになろうとしているのではないか。国の政策も医療産業の使い走りだ。日本の精神は江戸時代から、むしろ後退しつつある。悲しいね。ここで一喝したいけど、俺が一喝されるからやめておこう（笑）。

松田　先生の活動は今後、さらに広がっていくことでしょう。先生の思想とわざは、患者の治る力を忘れた西洋医学の医療思想に反省を迫るだけでなく、東洋医学の要の鍼灸医学にも、狭い流派の枠組みを出て、もっと自由に臨床しろよと要求する潜勢力があると期待しています。お弟子さんを育てるプログラムがあるわけですね。

福田　それは本気でやりたいね。お金を求めず、身を捨てて治療に入れと。

松田　医療というのは、治療者の人格、生き方のすべてで患者に向き合うものだと思います。福田先生の、患者さんを元気付け、生き方を変え、自律した癒しに向かわせる荒ぶる神としての言動と治療のわざは一体で、二つを切り離して技術だけ学ぼうとしても、弟子としても患者としても無意味だと思いますね。

福田 「身を清めよ」「捨ててこい」「人は治るようにできている」これをどれだけ心底、理解できるかです。それを分からせるために、俺は治さなくてはならない。たかが数％の努力だが、それを必死にやらんばなるまいね。

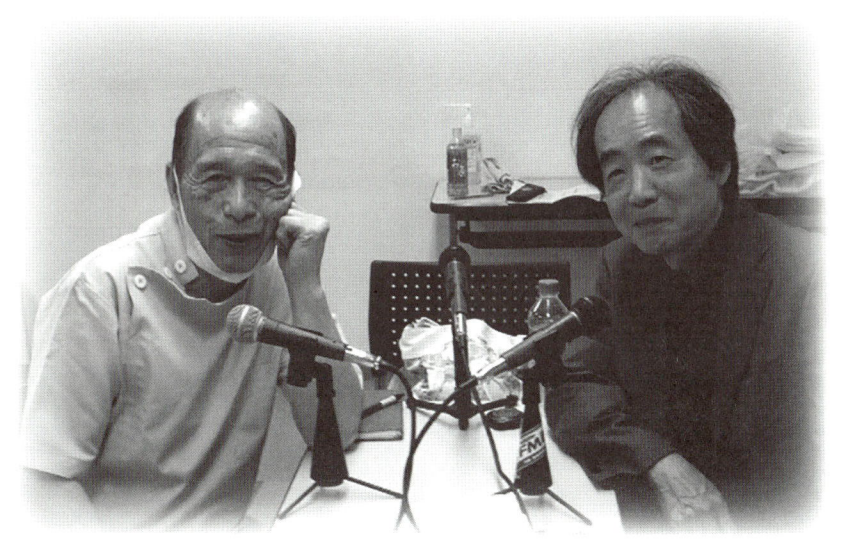

ラジオ放送収録時の福田稔氏と松田博公氏（写真提供：FM 西東京）

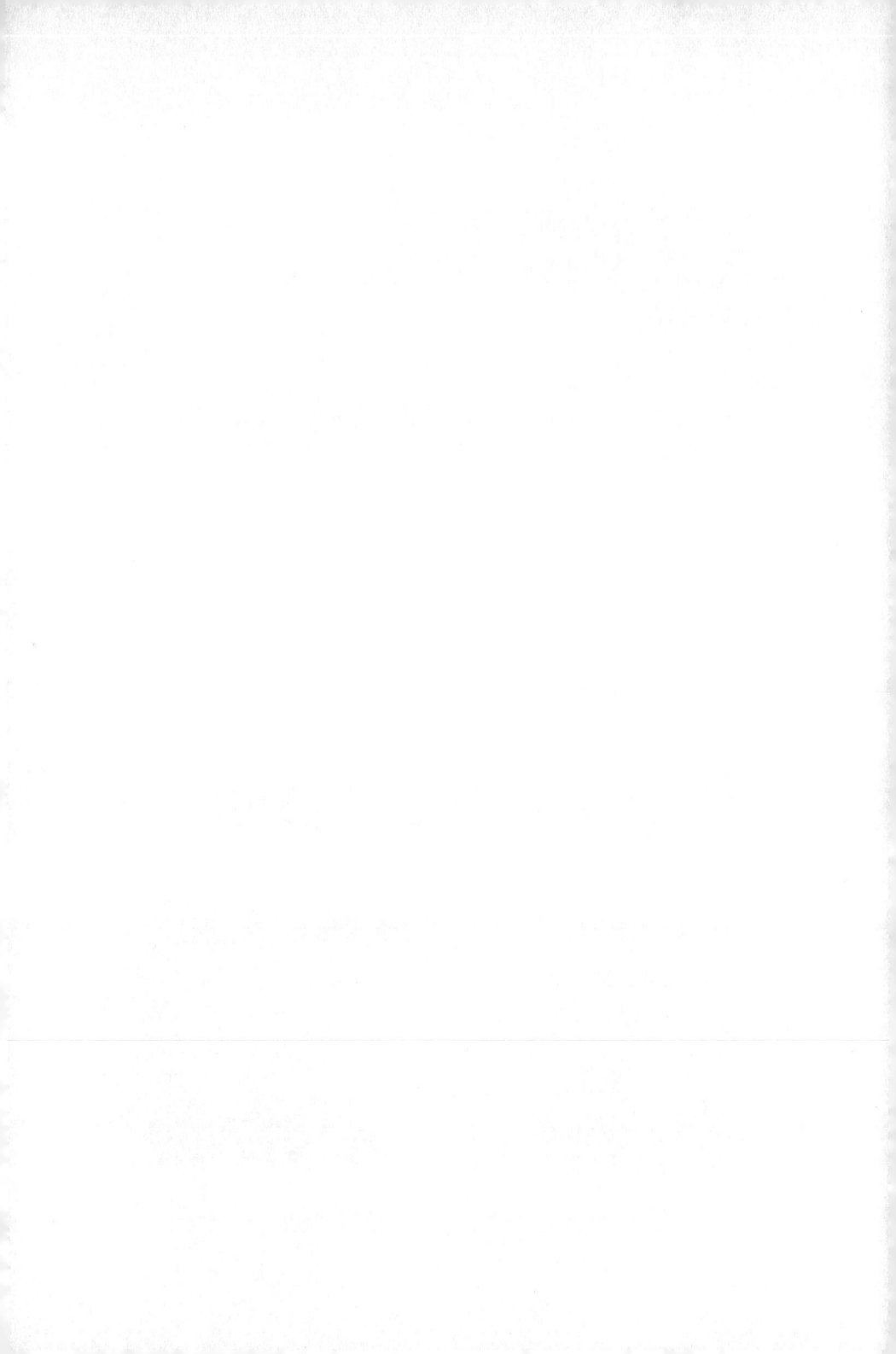

第3章
症例解説編

- 気血免疫療法の臨床効果
  岩田美絵

症例1　悪性リンパ腫

症例2　前立腺がん

症例3　乳がん再発の疑い

症例4　腎臓がん（共存例）

症例5　パーキンソン病

症例6　眼瞼下垂症・眼瞼けいれん

症例7　交通事故後遺症による視力障害

気血免疫療法の臨床効果

その場で変化が実感できる気血免疫療法は患者さんの治る力を引き出す治療

気血免疫療法士　岩田美絵

●つむじから足先まで気を通す

　私は数年前から福田稔先生に師事し「気血免疫療法」を学んできました。現在は東京・目白の「気血免疫療法鍼灸院」で治療に携わっています。当院には生後8ヵ月の子どもから高齢の方まで、幅広い年齢層の患者さんが来院されます。がん患者の方が現在一番多いのですが、難治性のアトピー性皮膚炎やパーキンソン病、腰痛、肩こりなど、患者さんの病気や症状はさまざまです。今回紹介させていただく症例には、福田先生の助言を仰ぎながら私が治療を進めてきたものが含まれています。

　気血免疫療法の眼目は、全身の気と血流のつまりを改善し、自律神経のバランスを整えることで免疫力の向上をうながすことにあります。気を通す起点は頭頂部にある"つむじ"であり、終点は足底です。つむじから首、肩、胸、背中、腰、脚の裏側、お腹、脚の前側と気のつまりをみていき、ゴールの足底まで気を通していくというのが基本のやり方です。

　「磁気針」を用いることで、排毒をうながす効果はきわめて高いといえます（鍼灸における瀉法に該当）。ただし患者さんの病態や体力によっては気を一気に落とさないほうがいいケースもありますので、その場合には「お灸」でバランスをとりながら治療を進めていきます（鍼灸における補法に該当）。

磁気針を用いると、治療直後から皮膚のくすみが薄くなっていきますが、どうやってもそのくすみが抜けないこともあります。そのような場合は刺絡で治療した方が効果的です。

　「刺絡は"治療の早回し"。つまり、排毒のスピードをあげるために行うもの」というのが福田先生の考えです。磁気針だけでも治療はできますが、刺絡をすることによって治療時間を短縮することができます。ですから患者さんのからだの状態に応じて刺絡を導入することもあります。つむじからスタートして、つまっている部分の少し手前から刺絡をしていきます。手足の井穴への刺絡はかならず行います。井穴に刺絡をすると血液も一気に大きく動いてきます。治療効果が出やすいポイントです。

　治療で大切なことは、「患者さんがその変化を実感できること」だと私は考えています。たとえばある鍼灸治療を受けて、「脈が整いました。もう大丈夫ですよ」と言われただけでは、患者さんはぴんとこないことも多く、その場合、患者さん自身の気持ちは変化しません。

　気血免疫療法では、その場ですぐに「からだが温かくなった」「さっぱりした」「すっきりした」「目が明るくなった」「耳がよく聞こえる」などの体調の変化を患者さんが感じることができます。

　また定期的に血液検査をして白血球の分画を調べることも、患者さんの健康管理にとって有用な情報になります。免疫力は、白血球中の顆粒球とリンパ球のバランスに反映され、顆粒球54〜60％、リンパ球35〜41％が理想値になります。がんを排除するリンパ球の数が、2,000個に達すると病状は好転するケースが多くなります。

福田先生はリンパ球に加えて、単球（マクロファージ）にも注目していました。単球は、"からだの掃除屋"として排毒をうながす役割があります。福田先生の観察では、"からだが排毒に徹する時は単球が増え、リンパ球が減ります。単球が200個、300個、400個と増えるにつれ、体内の浄化は進み、体調も改善、安定に向かいます。からだの中から毒素が減り、きれいになってくると自然に単球は減っていき、リンパ球と顆粒球のバランスは整っていきます。

白血球の分画をチェックすることで、患者さんは自分の免疫力を把握することができます。リンパ球が基準値より少ないとなれば、「からだを温めよう」「働き過ぎに気をつけよう」などと生活を見直すこともできるようになります。

治療後の変化をすぐに体感でき、自ら自分の免疫力をチェックできるという点で、気血免疫療法は患者さんの「からだは治るようにできているんだ」という自立心を育む理想的な治療だと思います。

●"瞑眩(めんげん)教育"の必要性を実感

ご参考までに、日頃、私が治療に際して注意している点についてお話しましょう。

初診では、「刺激量を少なめにする」を心がけています。刺激量が多いと、治療後の瞑眩（治癒反応）が強く出ることがあります。ことに今までからだの手入れをしたことがない人は、1回の治療で大きい瞑眩が出ることがあります。また自律神経のうち副交感神経が優位な人は、刺激に対する感受性が強いので瞑眩が強く出

る傾向があります。

　初診で「瞑眩とはどういうものか」をしっかり説明していますが、それでも痛みや熱、かゆみなどが実際に出たりすると、患者さんは不安になって2回目以降の治療に繋がらないことがあります。熱や痛み、かゆみなどの症状は、すべてからだが治ろうとする治癒の反応の現れですから、治療直後に反応が出ることは治療家としては想定通りでも、患者さん自身は悪化したと思う場合もあるのです。こうした事態を防ぐために、治療1〜3回目くらいまでは、私自身が「これでは物足りないかな？」と思うくらいに刺激量を少な目に調節して、患者さんの不安を少なくするように努めています。

　治療の現場にいますと、薬や瞑眩についての正しい知識を持つためには、もっと患者教育が必要だと痛感しています。救急医療や産科医療は時に必要ですが、慢性病で薬を延々と飲むということは極力控えなくてはなりません。

　風邪を引いた患者さんに、「風邪の諸症状は健全な生体反応だから、あわてて薬を使用しちゃだめですよ」と伝えないと、患者さんはすぐ自分で風邪薬を飲んでしまいます。「治療後、だるくなるのは、なぜ？」「熱が出るってどういう意味があるの？」「治る時に痛みがかならず出るのは、どうして？」こうした疑問の答えを知らず、からだの治癒反応を正確に理解していないために、不安で薬をやめられないケースが多々見られます。薬をやめるというのは、生半可ではいかないと実感しています。

　治療に平行して食事や運動などの生活指導も積極的に行っています。私たちの治療は5％のお手伝いにすぎませんから、本当に

治るためには生活、食事、メンタル面のすべてを見直し、体質を変えるために行動を起こす必要があります。したがって自分から「からだにいいことはやってみよう」と生活を変える人、「自分で病気を治そう」「薬に頼らない」という強い意思がある人は、治りが早かったり、経過が良かったりします。

　福田稔先生から学んだ最も重要なことは、「病気は治療家が治すのではなく、患者さん自身が自ら治すもの」ということです。今後も、からだを診て、触って、話して、患者さんから治療を教えていただきながら、病気を治すお手伝いをしていきたいと考えています。

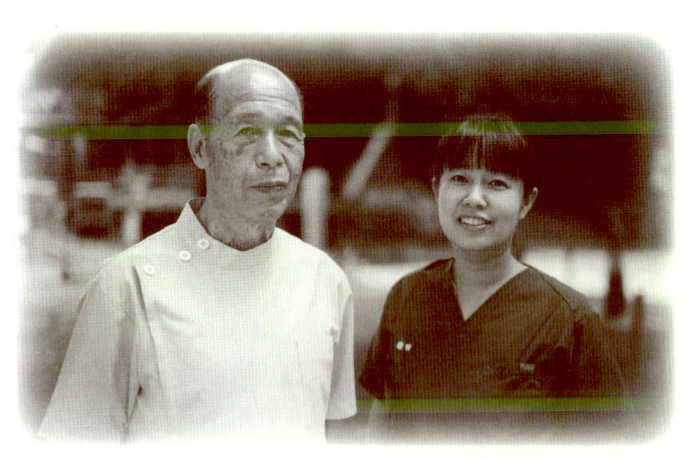

福田稔氏と岩田美絵氏（撮影／AMBER PHOTO）

症例1

悪性リンパ腫

O・Hさん(仮名)　男性　80歳　A型

初診　1998年7月28日

主訴　悪性リンパ腫、円形脱毛症

経過　1999年6月、Oさん(当時64歳)は人間ドックの検査で、胃の中央部に直径2cmほどのリンパ腫が認められ、悪性リンパ腫と診断されました。医師からは、治療は2段階で進め、まず発症要因と考えられているヘリコバクターピロリ菌の除菌後、化学療法または胃の全摘手術を受けるよう提案されました。

Oさんは自覚症状がまったくなく、体調も良かったことから、がんであることが信じられず、他院で再検査を受けますが、結果は同じでした。

その前年、円形脱毛、夜間頻尿、冷えを自律神経免疫療法(現在の気血免疫療法)で治していたことから相談のため来院、治療を希望されました。

治療の概要

悪性リンパ腫の初診時、本人は食欲もあり、元気なので、「がんという実感がわきません」ともらしていました。血液データは、白血球数5,000／μl、顆粒球55%、リンパ球38%、リンパ球数

● 治療メモ―治療経過と白血球の変化 ●

1998年　　　円形脱毛症・冷え性・頻尿
1998年　7月　初診
1998年　10月　冷え性が少し解消
1998年　11月　円形脱毛症が小さくなる
1998年　12月　頻尿がなくなった
1999年　2月　熟睡できるようになる
1999年　6月　人間ドックで2cm大の悪性リンパ腫
1999年　8月　悪性リンパ腫が消失（内視鏡検査）

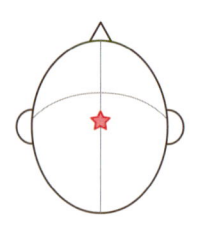

つむじの位置

	白血球	顆粒球	リンパ球	単球（マクロファージ）
1998年7月	6,500個	69%	24% 1,560個	7% 455個
1998年10月	6,000個	63%	32% 1,920個	5% 300個
1998年12月	5,300個	53%	38% 2,014個	8% 424個
1999年2月	5,700個	56%	41% 2,337個	3% 171個
2000年5月	5,400個	54%	39% 2,106個	7% 378個

● 悪性リンパ腫 ●

1,900/µℓとバランス、リンパ球の数も良好な数値でした。

　高齢者のがんは進行が遅いので1ヵ月ほど様子を見ても問題はありません。とりあえず1ヵ月、当院で治療を行い経過を見ることにしました。治療と並行して、Oさんは爪もみ療法と半身浴を毎日、欠かさず続け、積極的に健康管理を行いました。

　6回の治療を終えた3週間後、効果を見極めるために内視鏡検査を受けました。その結果、リンパ腫は消失し、胃粘膜に瘢痕が認められ、「軽い胃炎」と診断されました。

　この検査結果から、治療は自律神経免疫療法のみにし、ピロリ

菌の除菌は行わないことにしました。胃炎と診断されてから3ヵ月後、2回目に受けた内視鏡検査では、「胃潰瘍」と診断されました。細胞診も行いましたが異常は認められませんでした。

　白血球のデータは、リンパ球のバランス、数ともおおむね安定しています。「働き過ぎやストレスが溜まるとリンパ球が減るようです」と本人も自覚していて、リンパ球が減った時は休息を多く取るなどの自己管理もしていました。

　翌年、2月に受けた3回目の内視鏡検査では「胃炎」と診断され、その後、毎年内視鏡検査を受けていますが今日に至るまで異常はありません。80歳になられた現在も元気に暮らしています。

　経過が順調で、3週間ほどで胃にできた悪性リンパ腫が消滅した今回の症例ですが、あらためてOさんのつむじを観察し、治りがなぜ早かったのか理解できました。Oさんのつむじは、頭頂部のど真ん中にあります。ゆえに、当時の百会への頭部刺絡で気がしっかり通り、きわめて短期間で治癒に至ったものと思われます。

症例2 前立腺がん

E・Jさん（仮名）　男性　66歳　O型

初診　2008年1月24日

主訴　前立腺がん

経過　2003年頃から、PSA値（前立腺特異抗原）が3.9ng/mℓ前後（50〜64歳基準値3.0ng/mℓ）と高くなったEさん（当時60歳）。自律神経免疫療法を導入している鍼灸治療を受けますが、数値はじわじわと上がり続けました。2006年12月、PSA値が4.0ng/mℓを超えたため、総合病院で生検を行ったところ前立腺がんと診断されました。

　治療の選択肢にはホルモン療法と手術がありました。手術に不安を覚えたEさんは、ホルモン療法を選択。しばらく治療を受けてから治療を中止するとすぐにPSA値が高くなるという状態を繰り返しました。

　ホルモン療法を長期に行った場合の副作用に女性化乳房などの症状があります。Eさんはこの点が気になり、ホルモン療法を中止し手術を考えるようになりました。尿の出がやや悪く残尿感もありましたが、深刻な自覚症状がなかったので、手術が必要かど

● **治療メモ―治療経過と白血球の変化** ●

リンパ球は低く顆粒球の多い交感神経優位タイプですが、白血球自体の数が多くからだの底力はあります。

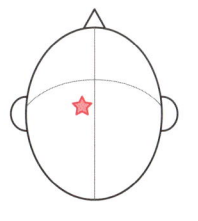

つむじの位置

	白血球	顆粒球	リンパ球	単球 (マクロファージ)
2008年1月	10,100個	86%	13% 1,313個	1% 101個
2009年11月	8,400個	80.3%	15.3% 1,285個	4.4% 369個
2010年11月	8,600個	78.8%	15.7% 1,350個	5.5% 473個
2011年7月	6,800個	76.6%	19.4% 1,319個	4% 272個
2013年10月	7,500個	80.9%	15.1% 1,132個	4% 300個

うかを決めかねて受診されました。

治療の概要

　初診時、Eさんの足はどす黒く、足首、かかとに強いひび割れがありました。一見してからだの血流が滞り「頭熱足寒」の状態になっていることが見て取れました。そこで、つむじを中心に頭部を治療し、頭部に溜まった血液を流し、全身に気を通した上で足の冷え取りを行いました。治療後、汗がどっと吹き出し、「しばらく汗をかいていませんでした。気分が爽快です」というのがE

さんの感想です。月に2度のペースで治療を続け、様子を見ることになりました。

5月、下半身が黒くなり血圧が高くなったので、これは瞑眩の反応であることをEさんに説明しました。4ヵ月の治療を経て、Eさんはホルモン療法を中止し、手術も受けないと決めました。「すでにがん体質になっているから、手術をすればどこかに転移して、最終的に体力が落ちて死んでしまいます。からだの治癒能力を高めてがんを治したい」というのが本人の考えです。

6月以降、「汗が出やすくなった」「疲れにくくなった」などの変化がみられるようになり、10月には黒っぽかった肌が白くきれいになりはじめ、排毒が順調に進みました。仕事で海外出張が多いEさんですが、疲れにくくなるなどの変化がありました。12月、血色はさらに良くなり体重は2kg増え、よく眠れるようになりました。

2009年7月、下腹部にかゆい発疹が出て、Eさんは「足がひどく冷える」と訴えました。からだの毒が抜けていく過程では、こうした瞑眩を何度も繰り返します。9月に入ってからは、「快食、快眠、快便です」とEさん。

2010年6月、体重は67kgから71kgに増え、体調も良好。いたって元気に過ごされました。

翌2011年3月、頑固なまでに硬く、がさがさしていた踵の角質がきれいにとれました。9月、朝方少し尿が漏れることがあるものの、当初からあった残尿感が目に見えて改善。尿がスムーズに出るようになりました。

2012年4月には、足の冷えがとれるとともに、足の皮膚のくす

みもすべてとれました。この年の10月、140／85mmHg/dlで推移していた血圧は、125／80mmHg/dlに落ち着きました。

2013年からは電子針による治療を行い、尿の出がさらに良くなりました。6月、治療後にEさんは次のような感想を話されました。「PSAが高くなった2003年に比べたら、今の方が元気です。以前は疲れやすくて、動きたくないこともありましたが、今はからだの動きが良くなって、疲れにくくなりました」

受診中、一時PSAが20ng/mlを超えた時期がありましたが、治療を続けてきたため、現在、Eさんは元気に暮らしています。治療開始後から、太極拳（運動）、玄米食（食事）をはじめ、生活を見直したことも治癒力を上げる大きな推進力になったと考えられます。

白血球の分画は、一貫してリンパ球が少なく、顆粒球が多い交感神経優位タイプで推移しています。2013年から用いた電子針の効果が出て、単球も300個以上を維持しています。単球が300個を超えると、病気の治りが早くなります。リンパ球の割合が低くても、単球の働きにより良い結果が出た症例です。

症例3

乳がん再発の疑い

K・Nさん（仮名）　女性　46歳　A型

初診　2011年6月21日

主訴　左乳房のしこり（4㎜・悪性か良性かは不明）、子宮内膜増殖症

経過　2003年、当時35歳だったKさんは、右乳がんを発症。初期だったことから、医師から部分切除を提案されますが、Kさんは自ら右乳房全摘手術を希望。実母が同じく乳がんであったことや、看護師としてがんの患者さんを多く見てきた経験から、がんへの恐怖が強かったのです。

術後、飲み薬と注射によるホルモン療法を続け、3年で治療を終えました。その後は定期検診を続け、特に問題はなかったのですが、ホルモン療法の副作用で子宮内膜が厚くなり、生理時はお腹が痛むようになりました。

2010年11月頃、Kさんは生理になると左胸の内側にチクチクとした痛みを感じるようになりました。エコー検査を受けたところ左乳房に4㎜の影が発覚し、「乳がん再発の疑い」と言われます。

病院で細胞診を勧められましたが、Kさんはこれを拒み、エコー

● **治療メモ—治療経過と白血球の変化** ●

もともと白血球のバランスはとれていて、悪くはない分画データでした。がん再発とならず順調な経過をたどっていますが、やや副交感神経優位気味になりがちなので、バランスを保てるようにすることが大切であると考えます。また、つむじもほぼ中央に位置し、気が通りやすいともいえます。

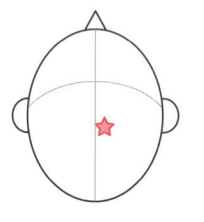

つむじの位置

	白血球	顆粒球	リンパ球	単球（マクロファージ）
2011年8月	5,000個	52%	43.8% 2,190個	4.2% 210個
2011年11月	5,000個	54.2%	41.8% 2,090個	4% 200個
2012年4月	4,900個	54.1%	43.3% 2,121個	2.6% 127個
2013年5月	5,400個	54.4%	40.6% 2,192個	5% 270個
2014年6月	5,300個	52.5%	44.5% 2,358個	3% 159個

　検査のみで経過観察を続けることを希望します。右側の乳がんの時はがんの恐怖に苛まれていたＫさんですが、免疫関係の本などを読むうちに、「もう手術はしたくない。からだにメスを入れたくない。落ち着いて様子を見たい」と考え、「がんなら共存で」という気持ちになったそうです。

　2011年5月、福田先生の勉強会に参加。翌6月21日、気血免疫療法を希望し、クリニックに来院しました。

第3章　症例解説編

> **治療の概要**

　Kさんは食事内容や休息の取り方にも気をつけ、治療にも積極的でした。ただし、右脇のリンパ節を切除したことから右手がむくみやすくなっており、右手への針刺激は蜂窩織炎を誘発する恐れがあることから、針治療は拒まれました。

　初診は、お灸とマッサージによる軽い治療にしたところ、「楽になりました」と感想を述べました。その後、磁気針による治療も徐々に加えていきました。8月に入ると右腕のむくみが目に見えて改善し、腕がむくみにくくなりました。

　8月19日（治療3回）、左肩と足に強いつまりが見られ、福田先生による刺絡を行いました。

　9月30日（治療8回）、「生理前になると左腋窩のリンパ節がはれる」という症状が消失しました。

　10月17日のエコー検査で、左の影は4㎜から6㎜へと大きくなりましたが、本人は落ち着いていました。

　11月11日（治療14回）、婦人科検診で子宮内膜の厚さが正常になったことが確認され、検診は半年から年に1度になりました。この頃になると、Kさんは「生理が楽になりました」と話しています。

　翌年1月13日（治療21回）右腕のむくみは完全に消失。エコー検査で、左胸の影は6㎜から5㎜に縮小。

　5月25日（治療29回）Kさんはとてもうれしそうに来院して、5月7日のエコー検査で、左胸の影が5㎜から4㎜に縮小したことを報告してくださいました。担当医からは「小さくなってきているから、再発じゃなく良性なのかもしれません……」という見

● 乳がん再発の疑い ●

解もありました。しかしリンパ球が正常範囲だったとしても、毒を溜めこむと病気になります。

　今回Kさんは毒出しのために努力を重ねることによって「良性」という結果になりました。子宮内膜の厚さが正常になったことはその表れです。単に「大きくならないから悪性ではない」ということではないと考えたほうがよいでしょう。

　その後、8月20日のエコー検査で、左胸の影は4㎜から2㎜以下に縮小。「悪性腫瘍の疑いは無くなった」という結果になりました。2014年の検査で影は消失していませんが、小さなまま変わっていません。現在もからだのメンテナンスをかねて月に1度の治療を継続中です。

　Kさんは治療をはじめてからそれまでの毒素を溜めこみやすい体質から脱却することができ、「30年ぶりに風邪で熱が出ました」「全身にじんましんが出ました」と、うれしそうに話していました。

　福田先生の臨床研究では、リンパ球がほぼ正常範囲（35〜41％）に保たれている人は気が通りやすく、単球は300個以上あることが理想とされています。Kさんのリンパ球は2,000個以上、単球はやや少ないものの毒を外へ出す努力を続けた結果、治癒に至りました。

※第4章「体験者の声」・195頁でも紹介しています。

症例4 腎臓がん（共存例）

I・Mさん（仮名）　男性　60歳　A型

初診　2012年4月13日

主訴　右腎臓に9cm大の腫瘍、腰痛

経過　2011年9月、タクシー運転手のIさんは血尿が出たことから、近くの医院で検査を受けたところ「異常なし」といわれます。翌年2月再び血尿が出たので総合病院にて再度検査を行うと、転移はないものの、右腎臓に9cmの腫瘍が認められました。

　Iさんは3月下旬に手術を予約したのですが、姉に勧められ雑司が谷クリニック（当時）の福田先生の勉強会に参加したことがきっかけで、気血免疫療法を希望し、手術はキャンセルしました。

治療の概要

　4月13日、初診時のIさんは顔色がくすみ、足が冷え切っている状態だったので、毒を出すことをメインにして、刺絡とお灸を行いました。がんを告知されて落ち込む人は多いのですが、Iさんはくよくよ悩まず、からだにいいことを積極的に実践しました。
　具体的には、タクシーの乗務時間を減らして休日を増やし、畑

● **治療メモ―治療経過と白血球の変化** ●

初診時に副交感神経優位になり過ぎていたので、治療を重ねていくうちにリンパ球が30%台となっていました。しかし、夜勤のタクシードライバーという仕事や病気のため、今度は20%台と交感神経優位になりました。生活指導や治療間隔を調整するなどにより、現在はまたリンパ球が増加して単球も増えてきました。20%台は瞑眩期間であったと考えられるかもしれません。

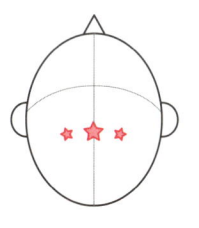

つむじの位置

	白血球	顆粒球	リンパ球	単球（マクロファージ）
2012年4月	5,000個	53.5%	42.3% 2,115個	4.2% 210個
2012年6月	5,800個	61.7%	32.6% 1,890個	5.7% 330個
2012年8月	7,000個	63.7%	32% 2,240個	4.3% 301個
2013年3月	5,400個	69.2%	26.4% 1,425個	4.4% 237個
2013年5月	6,000個	72.5%	22% 1,320個	5.5% 330個
2013年8月	6,400個	74.6%	20.6% 1,318個	4.8% 307個
2014年5月	8,400個	71.4%	23% 1,932個	5.6% 470個

　仕事やウォーキング（週4日）で汗を流すようにしました。食事はすべて手作りで、玄米、野菜、魚を中心にしています。また手足の爪もみを日課とし、1日3回行っています。

　5月30日、「治療をはじめてから、大きい血の塊が出るようになりました」とIさん。塊が出ると、その後すっきり尿が出るようになるということでした。治療によって排毒がスムーズになった結果と思われます。

第3章　症例解説編

　6月27日、この頃になると血尿が出る頻度は目に見えて減り、血尿が出ない日が多くなりました。10月に入ると血尿はほぼ出なくなり、尿の濁りや血の塊も少なくなっていきます。しかし腰痛は時々、悪化しました。

　2013年1月、血尿はおさまっていますが、血の塊は時々出ます。塊が出る時は腰痛があるということでした。

　3月、血の塊は出なくなり、体重が3kg増えました。本人は「食欲があって、ご飯が美味しい」と話していました。

　初診からほぼ1年になる5月、エコー検査の結果、腫瘍の大きさは変わらず、転移もみられません。

　7月～8月にかけて、時折血の塊が出ることがありましたが、その後も本人は畑仕事を楽しみながら、元気に暮らしています。初診時はどす黒かった顔色も、健康的な肌色になりました。

　Iさんはがんと共存しながら、マイペースで仕事をこなし、生活をコントロールできています。

　初診時単球数が210、その後300前後をキープし、データは悪くはないのですが治るのに時間がかかっている状態です。最初はリンパ球42.3％で副交感神経系優位タイプだったのですが、少しずつ落ちてきて20％台の交感神経系優位タイプになり、長い瞑眩に入ってきています。これを抜ければ、次へのステップに繋がると考えます。

　なお、現在仕事を辞めて、農作業を中心に自分の生活を見直していること、気にかけていた息子さんの病気の問題も少しずつ問題解決に向かっていることも良い影響になっていくと思われます。

※第4章「体験者の声」・189頁でも紹介しています。

●腎臓がん（共存例）●

症例5 パーキンソン病

T・Wさん（仮名）　女性　62歳　B型

初診　2012年8月24日

主訴　パーキンソン病（目が眩しい、歩き方がおかしい、足をひきずる、平衡感覚がない、頭をあげられない）

経過　若い時から病気知らずだったTさんが体調を崩したのは、2009年の初め頃です。光がまぶしくて目を見開くのが辛くなりました。大学病院の眼科で検査するも異常なし。その後、半年ほどかけて神経内科で検査を受けましたが、パーキンソン病特有の症状が出ていなかったため、「パーキンソン病の疑いあり」というグレーゾーンに止まっていました。担当医からは、「パーキンソン病の治療薬が効いたらパーキンソン病と確定します」と言われたそうです。

　TさんはLドーパなどの治療薬を服用。気功治療を受けながら、普段通りに生活を続けていましたが、徐々に手足の自由がきかなくなり、足がすくんだり、握力が低下したりするようになりました。

　2012年6月、パーキンソン病と診断され、Tさんは特定疾患医

第3章　症例解説編

● 治療メモ―治療経過と白血球の変化 ●

もともと分画のバランスは悪くないのですが、単球が少ないことが治療のポイントでした。まずは免疫細胞が病気本来の修復に全力で動けるようにするため、障害となる毒となるもの、薬、農薬や殺虫剤、甘い食べ物などの摂取を減らし、血流を良くするような自己治療を行っていくよう指導しています。最近では単球が300個ぐらいまで増加してきましたので、これからさらに良くなっていくことと思われます。

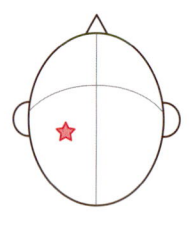

つむじの位置

	白血球	顆粒球	リンパ球	単球（マクロファージ）
2012年8月	4,700個	62.3%	34.5% 1,621個	3.2% 150個
2013年2月	4,900個	59.7%	38.3% 1,876個	2% 98個
2013年6月	6,500個	67.4%	29.5% 1,917個	3.1% 201個
2013年8月	5,600個	64.3%	32.7% 1,831個	3% 168個
2013年10月	6,400個	67.6%	29.3% 1,875個	3.1% 198個
2013年12月	6,100個	66.7%	28.2% 1,720個	5.1% 311個
2014年5月	5,400個	61.7%	34.4% 1,857個	3.9% 210個

・パーキンソン病・

療受給の手続きをします。この頃になると、家事のほとんどを夫に任せるようになり、趣味のコーラスも諦めざるを得なくなりました。

　6月以降、Tさんは知人を介して新潟の福田先生の治療を受けるようになり、8月からは雑司が谷クリニック（当時）にて治療を開始します。

治療の概要

　初診時のＴさんは、目がまぶしくて開けられないために、からだの動きが鈍く、まっすぐ歩くことができませんでした。福田先生のアドバイスで、薬を減らすことを決意。Ｌドーパを9錠から3錠に減薬しました。

　9月からの半年間、Ｔさんは減薬のリバウンドでからだが動かなくなり、家ではほとんど寝たきりの状態に。夫に付き添われて通院を続けました。

　2013年2月15日治療中に足が温かくなり、Ｔさんの顔に笑顔が戻ってきました。夜眠れないということだったので、昼寝をやめるようにアドバイスしたところ、よく眠れるようになったそうです。

　4月26日、歩行が楽になり、笑顔が見られるようになりました。3年ぶりに友達と温泉旅行に行くこともできました。

　5月8日、自宅に置いてあるぶらさがり健康器にぶら下がったところ、それまでの20秒から50秒に時間が延びたとのことです。

　6月5日、Ｔさんは、頭を持ち上げることができず、つねにうつむいた状態になっていましたが、この頃になると頭を上げ、顔を正面に向けられるようになりました。

　6月19日、ふたたび旅行に出かけます。

　7月3日、頭を上げられるようになったことで、首や肩のこりや張りがかなり軽減されたということです。

　9月4日、「歩く速度が速くなりました。以前は山手線の電車内の揺れがきつかったが、今は大丈夫です」とＴさん。

　9月11日、夫の介助でスプーンを使っていたＴさんですが、治

療開始1年で自力で使えるようになりました。日常生活での不安については「長く歩くのはまだ不安ですが、少ない段差の階段を登るぐらいなら大丈夫です」ということです。

　9月20日、調子が悪く、足が動かないとのこと。ここからしばらく瞑眩が続きます（10月18日　白血球数6,400　リンパ球29.3％　単球3.1％　単球少ない）。

　12月末、飛行機で地方にある実家へ　数年ぶりに母親と会う。

　症状には波があり、足が動かないという日もありますが、良い変化を保つことはできています。歩行がままならなかった状態から、旅行を楽しめるまでになったTさん。ご自身の変化を「すごい！」と認めることで気持ちが明るくなりました（12月25日、白血球数6,100　リンパ球28.2％　単球5.1％　単球が増えている）。

　2014年、1月22日（気血免疫療法鍼灸院に来院）　最近調子が良く、首がまっすぐに伸びると笑顔で報告。

　2月6日、いつもご主人のつきそいが必要だった外出ですが、一人で気功教室に通えたとのこと。本人もだいぶ自信がついてきた様子なので、「さらに減薬にチャレンジできると良いですね」とお話しさせていただきました。

　3月6日、突然お一人で来院しました。その時、床に落としたショルダーバックも自分で拾うことができました。

　福田先生によれば、「白血球の分画は悪くないが、単球が少ないので治療に時間がかかっている」ということです。単球が増えてくると、まだまだ改善の余地があると思われます。

※第4章「体験者の声」・201頁でも紹介しています。

症例6
眼瞼下垂症・眼瞼けいれん

M・Aさん（仮名）　女性　65歳　O型

初診　2009年12月3日

主訴　眼瞼下垂と視力の低下

経過　Mさんは2004年頃から目がけいれんするようになり、瞼が下がってきました。大学病院の眼科で1年間治療するも効果は見られませんでした。その後、多忙が続いた影響で視力も低下し、眼科ではいずれ全盲になると診断されました。

治療の概要

　2009年12月、初めて受診されたMさんは、将来を案じ点字の勉強を始めるところまで追い詰められていました。初診時、Mさんのつむじには7～8cmの大きなくぼみが見られました。つむじの形や位置、数は多様で、人によって異なります。しかし、つむじの下には誰でも必ずくぼみがあります。くぼみの大きさは平均直径1cmほどです。

　Mさんのつむじのくぼみは、通常の大きさに比べてかなりの大きさでした。つむじを探ろうと頭部に触れた瞬間、半眼状態だっ

第3章 症例解説編

● 治療メモ―治療経過と白血球の変化 ●

　4～5年前より大学病院で1年間治療しましたが、効果はなく、多忙で目が悪くなり、いずれ全盲になると診断される。
2009年12月3日　初診　つむじに7～8cmのくぼみ。
2009年12月～2010年6月　汗が出るようになる。お酒を飲んだり、人に会うと悪くなる。
2010年7月　風邪をひかなくなる。7日間は良く、10日間は悪くなる状態。12月　60～70%症状改善。
2011年1月～12月　光に弱く、目が悪くなる。
2012年7月　灸が加わり効果が増す。目がはっきりする。上半身は70%、足は30%良くなった。「足の冷え」をとることが中心となる。
2013年　元気になる。視界も明るく、以前とは比べようもなく良くなっている。原因は足の冷えかと思われる。

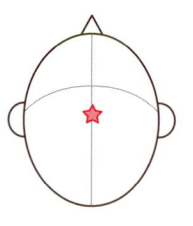

つむじの位置

眼瞼下垂症・眼瞼けいれん

	白血球	顆粒球	リンパ球	単球（マクロファージ）
2009年12月	8,900個	61%	35% 3,115個	3.7% 329個
2010年7月	7,500個	63%	34% 2,550個	3.2% 240個
2010年10月	11,300個	76%	19% 2,147個	4.4% 497個
2011年6月	7,800個	57%	39% 3,042個	3.9% 304個
2011年12月	6,900個	59%	36% 2,484個	4.2% 289個
2012年7月	7,500個	62.4%	33.6% 2,520個	3.2% 240個
2013年4月	7,300個	64%	31% 2,263個	4.1% 299個

たMさんの目がパッと開きました。こうしたことから、Mさんの目の症状は気の滞りにあると確信しました。くぼみの大きい人はつむじに気が停滞しやすい反面、気が通りやすいという特徴があ

るものと思われます。

　この日は、つむじを中心に頭部を刺激し気を通した上で、冷えが強く出ている足を集中的に治療しました。治療後は足先まで温かくなり、目はさらに大きく開きました。Mさんは「気分が爽快になりました。うれしいです」と喜んでいました。

　その後も治療を続け、翌年の6月頃には、過労やストレスに注意すれば、Mさんの外見も症状もほとんど気にならない程度まで回復しました。

　2010年末には、目の症状は6〜7割改善。ところが2011年に入ると、Mさんは「光がまぶしい」と言うようになり、目が見えにくくなりました。その後、一進一退を続けるなかで、2012年、治療に灸を加えたところ「目がはっきりしてきました」と語り、足の冷えとりを集中的に行ったところ体調も落ち着きました。

　2013年には、「視界が明るくなり、以前と比べようもないくらい良く見えます」とMさん。疲労が増すと目の症状が強く出るものの、日常生活には支障がない状態を維持しています。

　初診時、35％あったリンパ球は、2010年10月に19％まで低下しますが、この時"掃除屋"である単球が増えていることから、排毒をうながすシステムが働いたものと考えられます。その後も排毒をうながす治療を重ね、リンパ球も体調も回復しました。

症例7
交通事故後遺症による視力障害

H・Nさん（仮名）　女性　59歳　A型

初診　2013年8月1日

主訴　視力の低下、足の冷え

経過　Hさんは、1990年6月に交通事故に遭い、両目の視神経に傷害を受けました。しばらく目は見えていましたが、1994年に頸椎を捻挫。2010年1月、右大腿骨骨折。相次ぐケガで足が痛くて動けなくなり、徐々に目が見えなくなっていきました。

2011年、視神経の機能が低下していることから、視力が回復する見込みはないと医師に宣告されます。

治療の概要

初診時のHさんは、目がほとんど見えず、足も自由に動かせないため、娘さんに両手をひかれて診察室に入ってきました。Hさんの気の流れの悪さは、足の冷えにもはっきりと現れていました。

つむじから全身に気を通したところ、Hさんは「からだが温かくなりました」と感想を述べました。

8月6日の2回目の治療後、Hさんは驚きの声をあげました。

● 治療メモ─治療経過と白血球の変化 ●

1990年6月　交通事故　視神経にダメージを受ける。目はなんとか見えていた。
1994年　頚椎捻挫。
2010年1月　右大腿骨骨折。足が動かなくなる。
2011年7月　視神経機能の低下、治る見込みはないと医師に言われる。
2013年8月1日　初診　足の冷えがなくなった。
8月6日　2年ぶりに、うっすらと人が判断できるようになり、歩行も楽になった。大腿部の痛みもなくなる。
8月20日　道路やカレンダーが見えるようになる。仙人穴の治療で、目がより明るくなる。

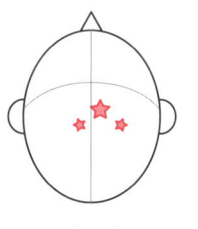

つむじの位置

	白血球	顆粒球	リンパ球	単球（マクロファージ）
2013年8月	4,800個	59%	36% 1,728個	4.2% 201個
2013年9月	6,700個	61.9%	30.8% 2,063個	7.3% 489個
2014年1月	6,500個	61.6%	32.5% 2,112個	5.9% 383個

「先生の頭が白く見えます。2年ぶりです。うっすらですが人が判別できます！」足の痛みも軽減し、歩行も楽になったようでした。

　初診時には合わなかった目の焦点が、この日はぴったり合っていたことからも、視力が回復しつつあることを確認できました。

　2週間後の8月20日、それまで家族の車で送迎してもらっていたHさんが、はじめて1人でバスを乗り継ぎ来院されました。「道路やカレンダーがはっきり見えるようになり、視界が明るくなりました」とHさん。

　その後も治療を続け、Hさんは順調な回復を見せています。時にはこのように劇的な回復を見せるケースもあります。リンパ球

が正常範囲（35〜41％）に保たれている人は、治療が即効性を発揮しやすい、つまり気が通りやすい傾向が見られます。

　多くの患者さんに接し、がんの余命宣告のひどさを目の当たりにしていますが、Hさんの場合のように「治る見込みはない」と医師が宣告することも言語道断です。患者さんを絶望させるだけで一利もありません。治療家が諦めてしまえば患者さんも諦めてしまい、治癒力も低下してますます病気を悪くしてしまいます。「治してこそ治療」と考え、気の通りを良くする治療に専心すれば希望は見えてきます。

第 4 章

体験者の声編

症例解説編で取り上げた患者さんを含め、治療体験者の生の声を集めました。

1　ぜんそく

2　アトピー性皮膚炎

3　腎臓がん

4　乳がん

5　パーキンソン病

6　前立腺肥大

> **体験者の声**
>
> # 薬をやめて1年でぜんそくが治った！
>
> ぜんそく　T・Kさん（仮名）　73歳　男性　無職

◆1回の治療で体調が改善

　ある日突然、呼吸をするたびにヒューヒューという音が息と一緒に漏れるようになりました。心配になってあちこちの耳鼻科に通って調べたところ、診断はどこの病院でも「ぜんそく」とのことでした。

　体調の面で私が何より不快だったことは、痰が止まらないことです。痰は唾のように透明でサラサラとしているのですが、独特の嫌な味がするのです。これが次から次へと喉の奥から湧いてくるので、そのたびにティッシュでぬぐっていました。ステロイドの吸入薬を2年ほど使いましたが、痰は全然止まりませんでした。

　自宅近所の鍼灸院に行った時、「薬をやめたほうがいいですよ」と言われたのですが、その時はまだ抵抗感があり鍼灸師さんの言うことは聞けず、吸入薬を使い続けました。

　その後その薬を使い続けても痰は止まらず、ヒューヒューという音も消えないので、1999年7月、当時、福田稔先生が勤務されていた新発田市の病院を訪ねました。その頃福田先生はアトピー性皮膚炎を治すことで有名だったため、待合室はアトピーの重い症状を抱えた患者さんであふれかえっていました。

福田先生は私の顔を見るなり、「薬をやめなさい」とおっしゃったので、今度は、その日からステロイド剤をやめることにしました。先生の治療方法は少しずつ変わってきていますが、その頃は手足の爪のきわを注射針で刺激する刺絡療法が中心でした。

　1回目の治療を終えた晩は、驚くほど大量の汗をかきました。翌朝には、なんとヒューヒューという音がしなくなっていたのです。1週間後、2回目の治療を行った時、「もう治りました」と先生に報告しましたら、「そんなに簡単には治らない」と言われました。それから1ヵ月は痰も止まり、まったく症状が出ませんでした。

　ヒューヒューという音はおさまっていましたが、その後しばらくしてまた痰が出るようになったので週に1回、治療に通いました。1年ほどの通院で痰も完全に出なくなり、ぜんそくは完治しました。

　また福田先生の治療を続けているうちに、ぜんそくだけでなく肩にあった脂肪腫※注もほぼ消えてしまいました。いつ頃できたか記憶がはっきりしないのですが、ある日、肩がこんもりと盛り上がっているのに気付きました。病院で検査をした結果、脂肪腫と診断されたのですが、「からだに悪さをしないから大丈夫」と医師に言われ、そのまま放っておいたものです。ぜんそくが治るまでの1年間で、いつの間にか肩の盛り上がりはほとんどなくなってしまいました。これも福田先生の治療のおかげだと思っています。

　痰が出なくなった後も、大事をとって1ヵ月に1度くらいの間隔で治療に通っていました。2002年、福田先生が病気で倒れ2年近く休診になったことがあります。先生を頼ることができなくなっ

第4章　体験者の声編

たので、ぜんそくの再発予防にセルフケアを徹底してやりました。

　福田先生が治療する場所は覚えていたので、磁気針でその場所をなぞって刺激し、爪もみも行いました。福田先生が復帰されるまでの間、これを日課にしたせいか、ぜんそくは再発しませんでした。

　福田先生が治療を再開してからは、今でも1ヵ月半に1度は治療に通っています。「もう来なくていいよ」と言われていますが、先生とお喋りすると元気が湧いてくることもあって、通い続けています。

　現在の治療は、頭のつむじから足先に向かって要所要所を磁気針で刺激し、最後に手足に刺絡をする方法になっています。治療は痛いこともありますが、終わった後はお風呂上がりのように全身がぽかぽかして、からだの芯から爽やかになります。

　痰が出なくなってからはすっかり元気になり、2000年から60歳の手習いで卓球を始め、週に2回、1時間半びっしりラケットを振っています。同じ年からカラオケの練習も始め、それまで全然歌えなかった曲が歌えるようになりました。かれこれ13年、卓球もカラオケ教室も続いています。福田先生がおっしゃる「食べ過ぎるな。汗を出せ」にかなった暮らしができているように思います。73歳になった現在も、からだはよく動き、声もしっかり出すことができ、食事もおいしくいただいています。福田先生と今の健康に感謝する毎日です。

●ぜんそく●

　（※注）
　脂肪腫
　皮下脂肪の中や筋肉内にできるやわらかいこぶで、脂肪細胞からなる良性の腫瘍。

> **体験者の声**
>
> 7歳の娘は、3回の治療でアトピーを克服。家庭でのケアで再発も予防できる!
>
> アトピー性皮膚炎　　I・Uさん(仮名)　7歳　女性　小学生

◆生後3ヵ月からアトピーに

　娘のU(7歳)がアトピー性皮膚炎になったのは生後3ヵ月の時でした。耳が切れたり、顔や手やひじの関節にかゆい湿疹ができたりして、娘はいつもむずかっていました。夜泣きもひどくなり、始終抱っこする必要があるので、私も寝不足が続きました。

　当時通っていた小児科の先生からは「これは弱いステロイドだから、使っても大丈夫ですよ」とステロイドを混ぜた軟膏を処方されました。毎回薬を塗ると症状がいったんおさまるので薬を中止します。すると2週間くらいでまた湿疹が出てくるので、再度薬を塗るという繰り返しでした。

　食物のアレルギー検査をして、白米をやめ、無農薬栽培の野菜を選ぶなど食生活にも気をつけました。娘は合成洗剤で洗ったシーツに寝るとぶつぶつとした湿疹が出るため、界面活性剤が入った洗剤なども使わないようにしました。このように生活改善のための工夫をしても、アトピーそのものは治る気配がありませんでした。

　夫の仕事の関係で何度か引っ越しをして、そのたびに病院は変わりましたが、どこでも処方されたのはステロイドが入った軟膏

で、どこの病院でも「これは弱いから使って大丈夫」と同じ説明を聞かされました。

　医師を信じたいという気持ちがある一方で、娘にステロイド剤を使い続けることに抵抗もありました。薬を使わず様子を見たいと思い、塗らずにいるとたちまち湿疹が真っ赤になります。すると、姑から「Uちゃんの肌、ひどいわね。かわいそうに。放っておくの？　ほら、また、からだを掻いている」と言われます。姑が娘を心配してくれているのは分かるのですが、言われるたびにプレッシャーになり、娘の様子を冷静に見る余裕がなくなります。結果的に薬漬けから抜け出せなくなってしまいました。

　幼稚園、小学校と成長する中で、娘はステロイドを手放せなくなりました。目のまわりを中心に顔のアトピーが目立つため、薬を塗って症状を落ち着かせざるをえなかったのです。

　もっとも、以前のように弱いステロイド※注では、まぶたのカサカサが治らなくなってきました。小児科では対処できなくなり、幼稚園に上がる頃には皮膚科通いが始まっていました。

　皮膚科では眼科用や顔用のステロイドを処方されましたが、どちらもだんだんと効果が薄れていきました。軟膏を塗っていてもぶつぶつとした湿疹が赤くなり、掻き壊すと汁が出てきます。夫は、娘の顔の症状が悪化するのを見て、「大丈夫かな……」と心配でたまらないようでした。

　娘はかゆみを一番つらがり、「かゆくて、いやだよ」と絶えず訴えます。親として本当に切なかったです。症状が強い時は中程度のステロイドを塗るようになって、「このまま薬を毎日塗っていてもいいのだろうか？」という不安と、「でも、弱い薬だから大丈夫」

● アトピー性皮膚炎 ●

という思いからくる葛藤が常にありました。

◆ステロイドをやめてアトピーを克服

　現代医学以外の治療法を考えたことがなかった私は、アトピーの治療は皮膚科で薬を使って治すものと思い込んでいました。大きな転機が訪れたのは2013年春です。夫の転勤で新潟に引っ越し、福田稔先生の存在を知り、先生の著書を読みました。

　本にはステロイドがいかにからだに害を与えるかが書かれており、私はショックを受けて娘に軟膏を塗るのをすぐやめました。

　幸い、治療の予約はとることができましたが、治療を待つ2週間の間は、薬をやめたため顔には湿疹がどんどん広がっていきました。本で紹介されていた爪もみをやりましたが、肌はひどくなる一方です。掻き壊したところから汁も出てきて、顔があまりにも悲惨な状態になったため、挫折して薬を塗ってしまいました。すぐに肌がきれいになったのを見て、「ああ、これがいけないんだ」と思い直し、薬をやめて治療を待ちました。

　4月16日、初めて娘の顔を見た福田先生は、「こんなの軽症だよ。治る、治る」とおっしゃいました。私が「こんなにひどいのに？」と言うと、「ひどい人はもっとたくさんいるから。大丈夫、治るよ」と先生。てっきり重症だと言われるかと想像していたので意外でした。

　その日は、刺絡針で頭のつむじから足先、両手、両足の指に刺絡をやりました。針による刺激はかなり痛いはずですが、15分ほどの治療中、娘は我慢して一度も泣きませんでした。

　ステロイドがからだを冷やすことを福田先生から指摘され、娘

の手足が冷え切っていることを初めて知りました。刺絡をした時に足の指から出た血の色が真っ黒だったのもからだが芯から冷えていたからでしょう。

　治療をした日、娘はひどく疲れた様子でしたが、翌日は普段通り登校することができました。治療後、3日くらいすると、顔から汁が出なくなり、赤みやぶつぶつした湿疹も少しずつ良くなっていきました。かゆみは残っているものの、ステロイドなしで娘の肌の状態が良くなっていくのは初めての体験です。私は心底驚きました。

　2週間後の2回目の治療中、娘は前回と打って変わってぼろぼろと涙をこぼしていました。福田先生によれば、良くなってくると痛みも強く感じるようになり、治療中に泣き出す子どもが多いそうです。

　この日は、初診時に採血して調べた白血球の分画結果が出ており、白血球数は 7,000 個/μl、リンパ球 43.6％、顆粒球 48％、単球 4.3％。数値は悪くないということでした。

　治療後は肌がだんだん良くなる様子が見て取れました。顔に少し赤みのあるぽつぽつとした湿疹が出ていて、かゆみも残っていましたが、湿疹から汁は出なくなりました。お尻にあったブツブツも薄くなり、まぶたのかさつきも軽くなっていました。

　5月14日、3回目の治療で娘は大泣きしましたが、私は、心を鬼にして治療を見守りました。この頃には、まぶたのかさつきがほとんどなくなり、お尻もきれいになっていました。

　福田先生から、「もう来なくていいよ。ひどくなったらまた連れてきなさい」と言われ、治療は3回で終わりました。

わずか3回の治療で、7年間格闘してきたアトピーがみるみる改善したことは驚きでした。と同時に2度と娘に辛い思いをさせたくないという思いから、治療後は福田先生から教えていただいたいくつかのセルフケアを日課にするようになりました。

①乾布摩擦
　起床時の着替えの時に、タオルを使って全身に乾布摩擦を行います。背中は私がこすり、他は娘が自分でやるようにしました。全身をこすって5分程度で終わります。

②マッサージ
　福田先生から教えていただいた治療の時に刺激する線＜足の内くるぶしから内腿、足の付け根までの線＞をマッサージします。太ももの内側にコリコリしたところがあるので、最初にここを押しもみします。その後、太ももから下に向かってマッサージしながら、足の裏まで押します。最後は両足を上から下まで、さっと流すようにマッサージします。

③両手足の爪もみ
　指で両手、両足の爪もみをします。娘が自分でやります。

④ツボ押し
　つむじ、首、背中、腰にかけて、福田先生から習ったポイントをツボ押しします。
　②〜④は、お風呂上がりにやって、だいたい5分ちょっとでで

きます。福田先生が「病気を治すのは医者じゃない。患者さん本人だよ」と話していたのをいつも思い出し、娘が自分でできるところは自分でやらせ、私は少し手伝うようにしています。

　食事は、本当は玄米がいいそうですが、娘は玄米を食べると下痢をするので五分米にしています。おかずは野菜たっぷりにして、肉を食べ過ぎないよう気を付けています。

　3回目の治療の後、肌はさらにきれいになり、かさつきはほとんどなく、赤みのないごく小さなブツブツがうっすら出ている程度に落ち着きました。かゆみは以前の半分くらいになりました。以前は汗をかくとアトピーがひどくなりましたが、汗をかいても悪化しなくなりました。6月以降、肌は見た目も正常になり、我慢できる程度のかゆみが残っている状態にまで回復しました。

　治療を終えてまだ数ヵ月しか経っていませんが、再発しないのもセルフケアをしっかりやっているからだと思います。福田先生のおかげで、私は「治ると信じること」「あきらめないこと」「セルフケアを続けること」がいかに大切かを知りました。

　「薬と縁が切れて本当によかった。びっくりだね」ずっと見守ってくれていた夫も、娘が健康になって喜んでいます。ここまでやってこられたのは、福田先生のおかげと感謝しています。

・アトピー性皮膚炎・

　　（※注）
　　ステロイド剤のレベル
　　外用のステロイド剤は、体内への吸収度の違いにより5段階に分けられる。
　　Strongest（最も強力）・Very Strong（かなり強力）・Strong（強力）・Medium（中程度）・Weak（弱い）

> **体験者の声**
>
> # がんと共存しながらマイペースで仕事を続け、畑で野菜を作る日々
>
> **腎臓がん** 　I・Mさん（仮名）　60歳　男性　タクシー運転手

◆ "手術しない"を選ぶ

　2011年9月のある日、突然血尿が出てびっくりしました。かかりつけの病院で検査をしましたが特に異常はありません。「がんですか？」と先生にたずねると、「血尿は、いろいろな原因で出るから」ということで、その時はそのままになりました。

　しばらくは何事もなかったのですが、翌年2月、また血尿が出ました。痛みなどはありませんが、真っ赤な血のような尿でした。今度は総合病院に行き、細胞診、エコー検査、CT、MRIなどの検査を一通り受けました。結果は、転移はないものの右の腎臓に9cmのがんができていました。担当の先生から「今ならぎりぎり間に合うから手術をしましょう」と言われ、3月29日に手術をする予定でした。

　治療の日程が決まったので、都内の大学病院で看護師をしていた姉に相談すると、意外にも、「手術はやめたら」と言います。「は？　何を言ってるんだ」と思い、理由を尋ねました。長年、外科を担当してきた姉は、「進行がんで手術を受けた患者さんは、全員死んでしまったのよ」と言います。私のがんも進んでいることから、手術でいい結果は出ないと姉は考えたのでした。

その姉から勧められたのは、福田稔先生の「気血免疫療法」でした。大学病院の治療に限界を感じていた姉は、西洋医学以外の治療法について調べていました。自律神経や気の流れを整えて、免疫力を高めるという福田先生の治療なら、副作用もなく安心だというのです。

福田先生の本は、妻が直腸がんになった時に読んでいました。妻は55歳で発病し、手術後、抗がん剤の治療をしましたが、肺と骨に転移し、2年間の闘病の末亡くなりました。妻のがんを経験していたので、姉の話には一理あると思いました。そこで、手術を受ける前に福田先生が東京・雑司が谷で患者向けに開いていた勉強会に参加し話を聞いてみました。

勉強会が終わった後、福田先生に治療をしてもらいました。頭にあるつむじから足の先まで、全身を磁気針で刺激します。腰には真っ黒い線が出ているということでした。福田先生に「手術をしたほうがいいですか？」と質問しましたが、どちらがいいともおっしゃいませんでした。

治療はかなり痛かったのですが、ふと私は、「この先生の治療を受けたい。手術はやめておこう」と思いました。福田先生と話して「ビビッと来た」、そんな感じでしょうか。1回の治療で安心感が生まれて、気持ちがほっとしたのです。私は思い切りが早いので、このことがあって手術は断りました。

息子たちは、母親を亡くしてまだショックを受けていました。私までがんになった上、手術を断ったので、「お父さん、一体、何を考えてるんだ！」と怒りましたが、私は「自分のやりたいようにやるから。大丈夫だ」というほかありません。福田先生は私の

● 腎臓がん ●

つむじをみて、「あなたはつむじが2個あるから、頑固だな」とおっしゃいました。私はのんきで、クヨクヨ悩まない性格ですが、確かに一度決めたら、テコでも動かないところがあります。

　私は治療だけ受ければいいと思ったわけではありません。からだに負担がかからないよう、まず働き方を変えました。それまでタクシーは月に12勤務でしたが1日おきの乗務がきついので、8勤務にしました。1ヵ月のうちに8日間、朝8時から20時間、ところどころ休みながら働き、間を3日空けます。

◆大きな血の塊が出た

　4月から気血免疫療法を受け、初めの頃は月に3回治療に通いました。福田先生は月に1回、残りの2回は岩田美絵先生の治療です。治療の内容は勉強会の時と同じく、つむじから足先まで磁気針で刺激する方法と、岩田先生の時はお灸も加わりました。治療後は血行が良くなり、家に帰る途中から全身がぽかぽかと温かくなります。治療を受けた後は、ひと風呂あびたようにさっぱりとした気分になりました。

　治療を始めて1ヵ月ちょっと経った頃、尿と一緒に8cmほどあるゼリー状の血の塊がボトンと出ました。始めはびっくりしましたが、何回か繰り返すうちに対処できるようになりました。

　血の塊が大きい時はお腹に鈍痛を感じます。これは腎臓の細い管を塊が通る時の痛みのようです。塊が尿道を塞ぐのか、鈍痛がある時は尿の出も悪くなります。出したいのに尿が出ず、お腹がだんだんふくらんでくるので、塊が出ようとしているのが分かります。こうなったら、生姜を入れた紅茶やお茶をどんどん飲み

ます。すると、塊がぼとんと押し出されて、その後に尿がジャージャー出るのです。水分をちゃんと取れば塊は出せるので、驚かなくなりました。

血尿や濁った尿は、翌年の2月頃まで出ていましたが、2月に大きな塊が日に3回出た後は血尿がほとんど出なくなりました。それからは尿がつまるほどの大きな塊は出なくなりました。

血の塊が出ていた頃は貧血も出て、疲れやすくなりました。貧血にはヨモギがいいと聞いたので、家の周りで採ったヨモギで草餅を作ってせっせと食べました。塊が出なくなってからは疲れにくくなりました。

◆1年後も大きさは変わらず

福田先生からは「汗を流せ」「食を正せ」「からだを冷やすな」といったお話をたびたびうかがっていたので、私も生活を見直しました。食事は弁当も含め、全部自分で作ります。主食は妻が元気だった頃から玄米を食べていました。1回に三合を炊くと、私1人なら2～3日分あります。これを食べきったら三分づきの米を炊き、次にまた玄米を食べるようにしていました。

野菜は家の畑でとれたものをたくさん食べました。人参とリンゴのジュースは、毎日作っていますが、面倒な時は市販のジュースを取り寄せて飲むようにしました。肉はなるべく食べないようにして、白身の魚を選びました。カツオやマグロなど赤身の魚はできるだけ避けました。酒はたまにビールを飲む程度です。

治療が始まってからは食欲が出て、何を食べてもおいしく感じられます。10ヵ月後には3kg体重が増え、体力がついたように感

じます。

　からだもよく動かしました。家の近所に10㎡ちょっとの空き地を借りて家庭菜園をやっているので、毎日ではありませんが、1時間か2時間は土いじりをします。キュウリがどんどんなる時は毎日、収穫をして水やりをします。水を入れたじょうろを持ち、家と畑の間を4〜5回往復するのでけっこう運動になります。

　週4日、仕事が休みの日は朝5時から1時間、ウォーキングも始めました。タクシーに乗っていると運動不足ですっかり足が細くなってしまいました。5kmほど歩くようにしただけで筋肉がついて、太い足になりました。

　からだの手当もしています。治療で刺激されるポイントをおぼえておき、磁気針で刺激します。毎日やっているのは両手足の爪のきわです。朝は出勤前、仕事がある時は昼と夜、仕事先で靴下を脱いでやります。手足の刺激は1日3回、4日に一度、つむじから足先まで刺激します。

　手術をやめたことで、はじめは動揺していた息子たちですが、治療を始めてからしばらくすると、「この治療でよかったね」と言ってくれるようになりました。以前はどす黒い顔色だったのが、きれいな肌色になり、肌の色つやも良くなったからです。

　最初のうちは氷のように冷たかった足先も、治療を続け、靴下をしっかり履くようになってから温かくなりました。黒ずんでいた足のくすみもとれてきれいな色になりました。自分の印象では、血の塊が出なくなった頃から、肌の色がきれいになってきたように思います。

　福田先生からは、「どこに病気があるんだって顔しているよ」と

言われました。職場の同僚からも「顔色がいいね」とほめられます。治療と平行して元気に働いて、からだを動かし、よく食べ、よく休むようになり、毒出しが進んだのかなと思います。

　2013年夏、エコー検査をしたところ、がんの大きさは9㎝と変わらず、他の臓器には転移していないということでした。今の生活ができるのも、この治療を続けたからだと思います。手術を受け、抗がん剤を使用していたら、こうはいかなかったでしょう。がんと共存しながら、マイペースで仕事をして、畑の農作業もできる普段通りの生活を続けていきたいと思っています。

※第3章「症例4」でも紹介しています。

● 腎臓がん ●

> **体験者の声**
>
> # 乳がん再発の不安から開放され、子宮内膜増殖症も解消！
>
> 乳がん　K・Nさん（仮名）　46歳　女性　看護師

◆恐怖心から右乳房を全摘

　2003年、35歳の夏のことです。何気なく胸に手をやると、右の乳房にプルンとしたしこりが触れました。看護学生の時、がんのしこりは硬くて、動かないものと習っており、私のしこりはこれに当てはまらなかったのでさほど心配しませんでした。

　当時の私は、どういうわけか自分は絶対に乳がんにならないという自信がありました。胸が小さいことや、乳がんのリスクが下がるといわれる母乳育児もしていたので、「私は大丈夫」と思い込み、自己検診もしていませんでした。

　ところが検査の結果、1cmほどの腫瘍が右胸にできており、ステージは1でした。「早期だから部分切除で十分」という医師に、私は右乳房の全摘手術を希望しました。本当は左乳房も切除したいくらい、私の頭の中はがんの恐怖でいっぱいでした。

　矛盾するようですが、がんと分かって初めて、乳がんにかかるリスクがそれなりにあったことを思い返しました。というのも、私の母も48歳で乳がんにかかっていたからです。かれこれ30年近く前のことですから、部分切除という選択肢はありませんでした。母は大胸筋ごと両乳房を切除するという大がかりな手術を受

け、術後は抗がん剤治療をしばらく続けました。幸い母は今も元気に暮らしていますが、その時の母のつらさを思い出しました。

　出産で休職する前、私は総合病院の外科に勤務しており、病棟でたくさんのがん患者さんを見ていました。20年前は抗がん剤がまったくといっていいほど効かず、みなさん副作用で苦しむばかりでした。乳がんの再発転移で亡くなった方の記憶が一気に蘇り、恐ろしくてたまりませんでした。

　「両乳房を切除したい」と希望しましたが、医師からは「とんでもない」と言われ、右乳房の全摘術を受けました。私のがんはホルモン療法が効くタイプだったので、2年間はホルモン剤の注射をし、同時に内服薬を飲みました。薬は5年間飲むように言われましたが3年でやめてしまいました。

　その後は何事もなく過ぎましたが、術後7年が過ぎた2010年11月、左胸の内側にチクチクとした痛みを感じるようになりました。この痛みは生理に合わせて現れます。

　エコー検査をしたところ、左乳房に4mmのしこりがあり、「がん再発の疑い」という結果が出ました。すぐに細胞診をするよう病院で言われましたが、私は断りました。組織に針を刺して刺激すると、それが悪い細胞だった場合は、かえって暴れさせることになると習っていたからです。右の乳がんの時も細胞診には抵抗がありました。結局、細胞診をしないかわりに、3ヵ月毎にエコー検査を行い、経過を観察することになりました。

◆がんは自分で治せる

　左胸にしこりができたことは心配でしたが、右胸のがんの時よりは落ち着いて対処できたと思います。術後、がん予防の本をたくさん読みました。その中にあった「福田―安保理論」と呼ばれる免疫理論の本との出会いが、私の気持ちを静めてくれたのです。

　「がんは自分で作ったものだから、生き方を見直せば自分で治せる」「からだは治るようにできている」「病気を治したいなら薬をやめること」

　著者の福田稔先生や安保徹先生の考え方は、納得のいくことばかり。「こんな世界があったんだ」と胸を打たれると同時に、それまで抱いてきたがんへの恐怖が少しずつ薄れていきました。

　「がんは自分で治せる！」そう思えるようになってからは、セルフケアで「爪もみ」も日課にし、食事を変えました。主食はなるべく玄米にして、肉や脂肪をひかえるようにしました。また花粉症の時だけ強いステロイドを飲んでいましたが、これもやめました。

　左胸にしこりが見つかってからは、かなりストイックなマクロビオティックの食事をしたり、からだに良いと思われることをやってみたりしました。「福田―安保理論」を知ってから、前向きにやれることがたくさんできたおかげで、恐怖に負けなくなったのです。

　「自己流で健康法を続けるだけでなく、もっと積極的にからだに良いことをやってみたい」そう思っていた時に、インターネットで、雑司が谷で福田先生の勉強会があることを知り、参加することにしました。2011年5月のことです。

気持ちはかなりポジティブになっていましたが、不安はゼロではありません。勉強会で福田先生と身近にお会いできたので、心底ほっとしました。

　勉強会で、福田先生の「汗を流して悪いものをどんどん流しなさい」「気を通せば、病気は治る」と聞き、元気が出てきました。

　「胸のしこりが悪性であろうと、良性であろうと、自己治癒力を高めればいい！」と思い、セルフケアに加え、福田先生の治療も受けることにしました。

　治療は６月からスタートし、最初の頃は週に１回治療院に通っていました。福田先生の治療は月１回、岩田美絵先生の治療が月３回です。がんを経験してからは、針の刺激に抵抗を感じ、岩田先生にはお灸やマッサージなどソフトな治療をお願いしました。お灸やマッサージは心身ともにリラックスできるので、私にはとても合っていたと思います。

　一方、福田先生の治療スタイルは、頭のつむじから始まり、全身を磁気針で刺激するというものです。福田先生の治療の時は、針を使った治療を受けました。

　磁気針でつむじを刺激すると、時に目が開けられないほど痛いことがありますが、治療を終えた後は視界がいきなり広がり、ものがくっきり見えるようになります。毎回、治療後は視力が良くなる感じがしました。

◆毒を出せるからだに変わった

　治療を続けていくうちに、うれしい変化がありました。がんのホルモン療法の影響で、子宮内膜増殖症になり、毎月、生理痛が

● 乳がん ●

あったのですが、その痛みがだんだん薄らいできました。治療を始めて半年後、子宮内膜の厚さは正常になり、生理痛もなくなりました。また生理になると、左胸の内側がチクチクと痛んだり、右腕がむくんだりしたのですが、それも解消しました。

　からだの反応が良くなったのも大きな変化だと思います。私は普段風邪を引いても熱が出ません。しかし、今回治療を始めてしばらく経ったある日、30年ぶりに38度を超える熱を出しました。熱が出た後は、からだがすっきりして風邪がスパッと治りました。

　ほかの人が聞いたらびっくりするかもしれませんが、体表になにかが出るたびに、私は喜んでいました。たとえば熱いラーメンを食べて汗をびっしょりかいた時や、疲れ気味で全身にじんましんが出た時。「これが毒出し反応か！」とうれしくてたまりません。それまで毒を出せなかったからこそ、がんになったのです。ようやく"毒を溜めこまないで、外に出せる体質になった"と思いました。

　からだが反応した時は、働き過ぎに気を付けたり、よく休んだりするなど、生活に気を付けるようになりました。もちろん食事にも注意をするようになりました。以前ほど玄米は食べませんが、お肉はほとんど食べないか、食べてもかなり少なめです。たとえばトンカツだったら、2切れくらい。基本は和食で野菜を中心にしています。お酒は飲み過ぎずに楽しんでいます。

　3ヵ月に一度、エコー検査を続け、一時しこりが2㎜ほど大きくなったことがありましたが、パニックにはなりませんでした。翌年の1月、しこりは6㎜から5㎜に。さらに4ヵ月後には4㎜になりました。

徐々にしこりが小さくなっていくことから、「これは再発じゃなくて、良性かもしれない」と医師は言い始めました。3ヵ月後、しこりが2mmになった時、「再発ではなく膿疱」と言われ検診は半年に1度になりました。細胞診をしていないので、果たしてしこりが良性だったのか、悪性だったのかは分かりません。いずれにしろ小さくなって、ホッとしました。

私にとって何よりうれしいことは、自分でからだをコントロールできるようになったことです。以前のようにがんに怯えるのではなく、「自分で治せばいい」と思える自信がついたことが最大の収穫でした。福田先生がいつもおっしゃっていた「からだは治るようにできている」を実感できた今、自分のからだを大切にケアしていこうと思っています。

※第3章「症例3」でも紹介しています。

> **体験者の声**
>
> # 薬を半分に減らし、自力で動けるようになった
>
> `パーキンソン病`　T・Wさん（仮名）　62歳　女性　無職

◆治療薬が効けばパーキンソン病？

　目に異変を感じるようになったのは、2009年の初め頃です。光がまぶしくて、目を開けていられなくなりました。大学病院の眼科では異常は見つからず、偏光レンズのメガネをかけるようになりました。

　その後、半年ほど神経内科でいろいろな検査を受けたところ、パーキンソン病の疑いがあると言われました。ただ私にはパーキンソン病特有の症状はなく、治療薬を飲んで効果があれば、パーキンソン病だということでした。

　当時は、目がまぶしいほかに、右手の動きが悪く、車のハンドルさばきがぎこちなくなるなどの変化はありましたが、家事をこなし、1人で外出もしていました。日常生活は普通に送っていたので、自分がパーキンソン病かどうか、ずっと半信半疑でした。

　病院で処方されたのは、Lドーパなど3種類のパーキンソン病治療薬です。症状が軽かったせいか、薬の効果はほとんど感じませんでした。この年の7月から、気功の治療を週に1回受けるようになりました。施術後は血が巡って、からだがとても楽になります。

診断もはっきりしないまま薬を飲むうちに、徐々に右手の握力が落ち、足がふらつくようになり、目の症状が出てから3年目の2012年6月、担当の医師からパーキンソン病と診断され、特定疾患医療受給の申請をしたのでした。

　この頃になるとからだの動きが鈍くなったので、食事作りは私がやりましたが、掃除や洗濯、買い物などの家事は夫にまかせるようになりました。残念だったのは、30代から続けてきたコーラスをやめたことです。

　コーラスは、発表会や合唱祭、コンクールなどでステージに立つ機会が度々あるので、ほかの人の迷惑になりたくないと思ってやめたのです。治ったら復帰するつもりでしたが、そうはいきませんでした。

◆減薬して動けなくなる

　気功の先生は、私の症状が進んだことを案じ、「気血免疫療法」を実践されている福田稔先生を紹介してくださいました。はじめの数回は新潟で治療を受け、その後、9月からは都内で月1回は福田先生、月2回は岩田美絵先生の治療に通うようになりました。

　治療は頭のてっぺん近くにある"つむじ"から足先まで刺絡針で「刺絡」を行ったり、磁気針でからだの要所要所を刺激していきます。施術後は、血行が良くなる感じがはっきりと分かります。からだがぽかぽかと温かくなりますし、足も軽くなって動かしやすくなるのです。

　治療でうれしかったのは、福田先生が「一緒に治していこう」「からだは治るようにできているんだよ」と励ましてくれることで

す。こうして声をかけてもらうと元気が出てきます。治療中、福田先生が冗談をおっしゃるので、「次はなんて言い返そうか」とこちらまで明るい気持ちになれるのです。

福田先生は私のつむじを見て、「あなたは頑固だな。自分の意見を変えないでしょ」といわれました。「つむじで性格が分かるのかしら？」と不思議でしたが、一緒に聞いていた夫は、「うん、うん」と笑います。治療の内容はもちろんですが、福田先生のお人柄から元気と希望をいただき、精神的にずいぶん助けられました。

月2回の岩田先生の治療では刺絡のほか、お灸をすることもあります。先生方の治療と息が合っていて、私は安心して治療を受けることができました。

治療を始めるにあたって、福田先生から薬をやめるようにアドバイスされました。この頃になると薬を飲んだ後、症状が抑えられることがはっきりと感じられるようになっていたので、薬をゼロにするのは無理でした。そこで、薬の量を半分以下まで減らしました。

自分で思う以上に、私のからだは薬に頼っていたようです。減薬してからというものからだが思うように動かなくなり、家のなかを這うようにして移動するしかなくなりました。頭がいつも下がったままになり、頭の重みで肩がこり、首筋がかちかちにこりました。

料理が苦手な夫のために、食事だけはほぼ毎日1品作っていましたが、そのほかのことはすべて夫に任せきりになりました。からだの自由がきかなくなってからは、いつも愚痴ばかり言っていました。「これからどうなるの？」「つらい、つらい」と。

◆温泉旅行にも行けた！

　うれしい変化があらわれたのは翌年の2013年2月のこと。薬を減らして半年が経った頃から、「あれ？」と思うようなことが次々に起こりました。たとえば、寝返りを打てるようになったり、夜中に自力でトイレに行ったり。日常の普通の動作が、少しずつできるようになっていったのです。

　体調には波があり、日によってはだるくて動きたくないこともあります。けれど、いい変化が増えたことで希望が見えてきました。

　その後、徐々に手足の動作が楽になり、杖をつきながら外出できるようになりました。4月には3年ぶりに友だちと温泉旅行を楽しみました。寝てばかりいた半年間が嘘のようです。

　9月に入ってからは、長く歩き続けることはできなくても、段数が少ない階段は上り下りが大丈夫になりました。また、頭を起こしていられるようになり、首や肩のこりが少し楽になりました。

　福田先生に出会わなかったら、大学病院の言う通りに薬を飲み続けていたと思います。西洋医学は薬の効きが悪くなれば、量を増やして症状を抑えるだけです。病気を根本から治すわけではないので、薬漬けになっていたことでしょう。

　福田先生や岩田先生の治療は、病気の元に働きかけて、からだが良くなろうとする力を高める手助けをしてくれます。薬に頼りきらないところが、本当にありがたいです。長い時間をかけて病気になったのですから、その分治るまでに時間がかかると思いますが、希望を失わず暮らしていきたいと思っています。

※第3章「症例5」でも紹介しています。

> **体験者の声**
>
> # トイレに行けば尿が出る。あたり前のことがうれしい
>
> 前立腺肥大　　T・Sさん（仮名）　78歳　男性　無職

◆排尿障害と冷えが解消した

　尿の悩みを抱えるようになったのは、2003年頃だったと思います。おしっこを出したいのになかなか出ないため、何度もトイレに行くようになりました。やっと出たかと思うと、その後膀胱が痛くなります。

　不快な状態があまりに続くので、近所の総合病院で調べたところ前立腺肥大症と診断されました。病院では、排尿がスムーズになる治療薬を処方されたので、「治るのでは？」と期待しました。しかし、薬はまったく効きません。夜中は２時間おきくらいに尿意を催すのですが、トイレに立ってもおしっこは出ず、寝床に入るとまたトイレに行きたくなり……。何度もトイレに起きるため寝不足になり、気持ちもすっかり滅入ってしまいました。

　福田稔先生のクリニックに相談に行ったのは2004年１月です。妻のぜんそくが福田先生の治療で治ったので、私も早く治したいと思い、通院を決めました。

　福田先生は10分ほどかけて頭のつむじからつま先まで、磁気針で刺激します。これを一通り終えると、手足の指に刺絡を行います。正直にいえば治療はかなり痛いです。けれど、治療が終わっ

た後の爽快感が痛みのつらさをはるかに上回るので、気分がとても良くなります。この年の年末頃には尿の出も少し改善され、精神的にも楽になりました。

　福田先生の治療に通うようになってから、総合病院から処方された薬はやめましたが、前立腺肥大の定期検診には通っていました。ある時、「PSA」という前立腺がんの腫瘍マーカーの数値が上がっていたため、生検を行いました。すると、がんは見つからず、担当の先生からは「がんの気はあるようですが、おとなしいがんだから毎年検査をして様子を見ましょう」と言われました。

　その後、3年ほどPSAの検査を続け、一時は20ng/ml（70歳以上の基準値：4.0ng/ml）まで上がったことがありましたが、深刻ではないと言われていたので検査もやめてしまいました。

　尿の出は体調によって良くなったり、悪くなったりを繰り返し、治療を始めて3年後にはかなり楽になりました。その後は少しずつ調子が良くなり、2008年には9割方治ったと思える状態になりました。

　治療を始めて9年以上になりました。膀胱の周りを刺激すると、その晩は決まって尿の出が悪くなるのですが、翌日からサアーと出るようになるから不思議です。今も夜中に2〜3回起きますが、おしっこがスムーズに出るので気分は楽です。トイレに行けば尿が出る。こんなあたり前のことが、今は本当にありがたいですし、うれしいです。

　福田先生の治療を続けていくうちに、足の冷えがすっかりなくなったのも、うれしい変化です。昔から足がひどく冷たくなり、夜はぞくぞくして眠りにつけず、夏でも靴下を履いて寝ていまし

た。そんな冷えがすっかりなくなり、いつも足はぽかぽかと温かく、夏場は靴下いらずになりました。

◆自分自身で健康を守ることを知った

　気持ちの持ち方もここ数年でずいぶん変わりました。以前の私は具合が悪くなれば病院頼み、医者頼みでした。福田先生から「病気を治すのは医者じゃない。あなた自身だよ」と言われているうちに、自分で病気を治そうという気持ちが強くなったと思います。

　せっかく調子が良くなったのに、逆戻りするのはもったいないので、この６年ほどは福田先生からアドバイスされたことを実行しています。毎日行っているのは、風呂上がりの「爪もみ」と乾布摩擦です。爪もみは手と足の指の爪のきわを「痛いけれど気持ちいい」くらいの強さで、１、２、３と数えながら指でもみます。

　次にタオルを使い、全身を乾布摩擦します。首から胸、腹、脚、つま先、背中、お尻、ふくはぎ、かかとまで１ヵ所につき３～４回ずつこすります。「汗をかいて毒を出すんだよ」と福田先生から言われていたので、夕食後、近所を30分くらい散歩するのも日課になりました。普通の速さで歩くだけですが、自宅に帰る頃には汗びっしょりです。今では雨が降ったりして２日くらい歩かないと、気持ちが悪くなるぐらい散歩が好きになりました。

　２年前からは磁気針を使う刺激も続けています。妻に手伝ってもらい、背骨をはさんで左右３本ずつ線があるようにイメージし、この線を肩から腰に向かってトントンと刺激していきます。背中が終わったら脇、胸、腹側は自分で刺激します。

　食事は、玄米に小豆を入れたものと、魚、野菜、煮物などを中

心にして、たまに肉も食べます。理想は腹八分目ですが、なかなか思い通りになりません。夕飯がおいしくて、どうしても普通に食べてしまいます。福田先生にアドバイスされたことの中で、この腹八分目が一番難しいと感じます。

　普段はこのようにして自分のからだを手当し、1ヵ月半に1度、治療も続けています。治療そのものの効果に加え、福田先生の顔を見ておしゃべりすることも、私にとっては気持ちの治療になっているのです。

　以前はおしっこが出ないということで、すごく気が滅入っていましたが、今は本当に楽になりました。

　福田先生の治療の良い点は、少しずつでも効果をはっきり実感できることと、薬を全然使わずにすむことです。自分自身で健康管理をできるようになったことも大きな収穫でした。

第5章
治療家心得編
福田稔の贈る言葉

福田稔氏が、福田塾塾生に贈った治療家心得は、気血免疫療法の理念と思いが凝縮されています。直筆名言録とともに掲載します。

- 「草取り」の教え
- 治療家の志
- 治せてこその医療
- 患者の心をつかめ
- 患者の「からだの声」を聞く
- 21世紀の医療に向けて
- 福田稔直筆名言録
- 父福田稔の思い出　　鳴海理恵

「草取り」の教え

　私のところには60〜70坪くらいの菜園がある。毎年、3月頃から11月末までは、妻と2人で月に3〜5日くらい、この菜園で過ごしている。

　平成7年頃より始めた農作業は、荒れ果てた土地にある割れた瓦、石ころ、木の根などを取り除くことから始まった。

　さらに、残飯と枯れ草、落葉に牛・鶏糞、油粕を混ぜて堆肥を作った。だからここにはミミズがたくさんいて、モグラ、ネズミが周囲に住み着き、ヘビがいて、テントウムシやアマガエルもいて、夏にはセミがうるさく鳴き始める。かつてはフクロウやキツツキ、キジまでも子育てを行った。その中で雑草取りを行うと、顔、手足はもとより、服の隙間から蚊が入り込み、発疹だらけとなる。

　このような状態で、雑草の中で身を小さくしている菜園の野菜を見ると、本当にいやになってしまっていた。特に、うつ状態がまだ残っていた平成15〜16年頃は、頭にきて、除草剤を使って一気に雑草を全滅させてやろうとさえ思っていた。しかし、除草剤を使うのは、自分が行っている治療の考えに反すると思い、己を律して我慢した。

　平成19年頃になると、うつ状態からは脱却でき、「雑草も生き物だ」と思えるようになった。野イチゴ、ヒメオドリコ草、へんかずら等の雑草が、春一番（例年2月から3月の半ば、立春から春分の間に、その年に初めて吹く南寄りの強い風）が吹いた後、可憐でかわいい花を咲かせるのである。これから畑を耕そうという時に花を咲かせるこれらの雑草たちも、種を守るために精一杯生きている。ドクダミは薬草

になるし、野菜を荒らすスギナ、ツクシンボウは食材になる。まだ手を入れていない土地では、ウド、タラの芽、フキ、アケビなどがたくさん穫れ、春の味を楽しませてくれる。

最近気付いたのは、ミント類、クローバー類を植えると、スギナ、ドクダミなどが姿を消し始めたことだ。私たち人間が少し手を加えてあげると、ミント、セリ、クローバーたちは、私たちの意を感じ取り、雑草を駆逐してくれるのではないかと思われる。やはり、植物も人の「気」を感じとっていると思わざるを得ないのである。

農薬や抗生物質の使用は、動植物だけでなく微生物までも完全に駆逐してしまい、やがては人類までも駆逐してしまうのではないか。医療も、薬を安易に使うことよって日和見感染が増えたり、ヘリコバクターピロリをガンの発症原因とするなど、あきれはてる状態だと言わざるを得ない。きわめつけは佐渡のトキ絶滅、今問題の口蹄疫など、数えれば切りがない。

すべては、人間が人間だけの利益のために行った行為の結果なのである。我々人間はわずかな空間、土地を使わせていただき、使わせていただいた土地から得たものを、利息をつけて神様にお返しをする気持ちにならなければならない。

自律神経と免疫の観点から見れば、95％（顆粒球とリンパ球を足した標準的な割合）は人間以外の生物に、残り5％（単球の標準的な割合）は人間が生あるためにつつましく（謙虚に）受け取るものであることを肝に銘ずるべきである。

<発表時期不明>

治療家の志

　私の理想とする治療を行うには、先生方が今まで得てきた知識を、いったん捨てる覚悟が必要である。
　この治療には、今までのように教科書やマニュアルはない。教科書は、患者そのもの。患者を治療しながら、「患者に教えてもらう」しかない。患者によって、治療点が違うし、刺激の量も変える必要がある。
　治療に必要なのは、知識ではなく、素直に患者のからだを診て、観て、知恵をめぐらすことである。「もっと良いやり方はないか」「どこを刺激すればいいのか」と常に考え、良いやり方があったら治療にとり入れている。医師も他の治療家の先生方も、治療家として同じ土俵に立っているし、主役はあくまでも患者である。
　患者のからだをよく診ることでしか、治療点は探せない。診て分からなかったら、指で触ってみる。皮膚を指で押して、圧痛を感じるかどうか患者に聞いてみる。
　自分の思い込みだけで治療を行い、適切な治療点を刺激できず、患者に苦痛を与えるのは治療ではない。私の治療も痛いので有名だが、適切に治療点をとらえていれば、患者は我慢してくれる。痛ければいいというのは、大間違いだ。
　治療の基本は、患者が自分で病気を治す自己治癒力を高めることが最大の目的である。我々は、そのお手伝いをしているだけだ。患者自身が治していくのであって、「俺が治してやる」「俺が治してやった」と思うのは大間違い。謙虚な姿勢で、治療にあたってほしい。
　大切なのは、この治療を常に自分自身に行って、治療点や効果を確

かめることである。

　また、治療家は、自分を律することも大切だ。患者が体内にためている老廃物や化学物質などの毒、そしてため込んだストレスを汗や呼吸、大便や小便として出してやり、楽にしてやるのが治療である。治療家は、その毒をまともにもらう。自分を律して身を清めておかないと、良い治療ができないだけでなく、患者の毒をもらって自分が病気になってしまう。

　また、良い治療をすれば、患者の表情は必ず変わってくる。体内の毒が出て楽になれば、にっこりと笑うし、義理ではなく、「ありがとうございました」と言ってくれる。治療効果は、患者の表情や言葉、姿勢に表れる。良い治療ができれば、患者が自然と感謝の言葉を述べてくれる。本物の感謝の言葉は、良い治療を受けてはじめて発せられるものであるし、無理して感謝すべきものではない。

　印刷物としての教科書がない中で治療を行うことは、たいへん厳しい道である。しかし、患者の自己治癒力を高める治療を行い、自己治癒力を低下させる治療を行わなければ、必ず道は開けるはずだ。

　これを「21世紀のエコ治療」と私は名付けている。

<2010年1月発表>

治せてこその医療

　病気になると、多くの患者は、まずは病院やクリニックなどの治療機関を受診する。しかし、医療機関を受診し続けても、病気が治るどころか、悪化したり、さらに別の病気を引き起こしたりしているのが現状である。

　今の医療は、患者を見ないし、患者の訴えよりも、検査の数値を重視する。病変のある部位だけにとらわれ、患者全体を見ようともしない。臓器別に専門が分かれ、それぞれの科で薬を処方するので、患者は山ほど薬をもらって帰る。しかし、薬を飲み続ければ、病気が良くなるどころか、かえって悪化する。

　現代医療では、生活習慣病は治らないことが、少しずつではあるが、患者やその家族にも分かってきている。賢い患者や、医療機関で自分自身や家族が痛い目にあった患者は、新しい医療を探し求めている。現代医療では、病気は本質的に治せないという事実を述べた本が、ベストセラーになったりしている。

　アメリカでは、西洋医学に支払う医療費よりも、西洋医学以外の代替医療（この言葉は好きではない。ほんとうはこちらが正しい医療である）に支払う医療費が多くなっている。ヨーロッパでも、一部の代替医療が保険適用となっている。

　欧米に遅れをとっている日本ではあるが、大学病院を頂点とする医療関係者や製薬会社が必死に西洋医学の優位性を説くにもかかわらず、医療に対する不信が年々増してきている。

　気血免疫療法も、これからさらに陽が当たってくると私は信じてい

る。しかし、理論的には治せるはずのこの治療法であっても、実際に治療を受けた患者が治らないことには話にならない。

　私が行っている治療法だけではなく、これからの医療は、本当に治せることが求められる。「病気は患者が治す」ものであるが、医療者が患者に対して本気で向かい合わなければ、患者は治る方向に向かわない。そのためには、真剣に「手当て」を行うことである。

　これからの時代は、患者を「治る方向に向かせる」医療者こそが求められる。患者を、治る方向に向かわせることができて初めて、「病気は勝手に治る」のである。

　理論を語る時代は過ぎた。今後は、実際に患者を「治る方向に向かせる」医療ができるかどうかだ。そこには、医師も他の治療家の区別もない。患者を「治る方向に向かせる」ことができるかどうか、これだけが医療者に問われる時代が来る。

<2010年2月発表>

第5章　治療家心得編

患者の心をつかめ

「治療は、技術だけではない。しかし、技術が必要となる」

こう言うと、禅問答のようで分かりにくいと思うが、いくら技術があっても、心が入っていなければ、その治療は患者に響かない。一方、いかに心を込めた治療を行っても、的確な治療点を刺激できていなければ、なかなか患者は反応しない。

仮に、私とまったく同じ治療点を、私と同じ力で刺激するロボットができたとしても、患者は治療に満足できないと思っている。患者と心が通わない治療では、どんなに的確に治療点を探して刺激しても、まったく同じ効果は出せないと考えている。

私が、「治療を見ろ」と言うのは、「適切な治療点を刺激した時の患者の反応」のことである。適切な治療点を、適度な量で刺激すれば、「痛いけど、気持ちがいいので我慢できる」となる。患者の表情の変化やからだのくすみの変化、発汗などのからだの反応を診て、患者に変化が起きた治療点をおおまかに覚えておいてほしい。「胃がんの場合には、どこに治療点があるか」といった、症状に応じた特効薬的な治療点はない。すべての答えは患者のからだにあるので、患者をよく診ることと、治療点を刺激した時の患者の反応を見ることである。

患者のからだを診るとは、診察室に入ってきた時の歩き方や姿勢、声の大きさや高さ、顔色、左右の目の大きさの違いなどを見るのである。そして、患者の肌のくすみ、シミ、ホクロ、手足やお腹の冷えを確認し、白血球の分画を参考にしながら、全体の治療の流れを組み立てる。

一見すると、すべての患者に同じ治療をやっているように見えるかもしれないが、患者に応じて、また同じ患者でもそのときどきで、治療点を変えている。これは意識して変える場合と、無意識に変わっている場合がある。

　治療では、患者の心をつかむことが大切である。この患者の治療点はどこにあるか真剣に探し、こちらが思ったとおりの反応を患者が見せるかどうかを確認している。

　特に、初診時が肝心である。初診の時は、患者も治療家を疑ってかかったり、反対に「この治療を受ければなんとかなる」といった治療への依存心がある場合がある。疑ってかかる患者には、適切な治療点を適切に刺激し、治療によって疑いの心を解いてやらねばならない。依存心がある患者には、依存心を取り去って「自分で治す」覚悟を持つよう、少しきつく説明する。

　心をつかむことができれば、極端にいえば「どこを刺激しても効果がある」という状態になる。初診時に患者の心をつかむことができれば、治療後に、何も言わなくても次回の予約を入れていく。そして、私が指示した生活習慣の改善を、きちんと実行してくれる。心をつかむことができなければ、患者は二度と来ない。

　「この治療は誰にでもできるが、誰にでもできない」のである。

＜2010年2月発表＞

患者の「からだの声」を聞く

　患者から、「ひざが痛い」「よく眠れない」といった自覚症状を聞くことは大切である。しかし、それ以上に重要なのは、「頭のうっ血」「肩や首の張りやこり」「背中の張り」「足の冷え」といった患者の「からだの声」を聞くことだ。

　患者のからだが「頭のうっ血をとってほしい」「肩や首の張りをどうにかしてほしい」「背中の張りをなくしてください」「足が冷たいよ」と言っているのである。この「からだの声」を聞くことだ。患者をよく見れば「からだの声」が分かるが、分からなければ「髪をかき分けて頭皮のうっ血を見る」「肩や首に触ってこりを確認する」「背中を触って張りの状態を感じとる」「足を触って冷えを確認する」ことである。

　胃が急に痛み出したら、誰でもお腹を押える。かゆいところがあったら、かゆい箇所をきちんとかくことができる。しかし、ストレスによる血流障害で時間をかけてからだに症状が出た時は、患者は痛みや、不快症状の原因がどこにあるかが分からない。

　根本の原因はストレスや運動不足、食事の誤りなどの日常生活にあるが、治療としては「頭のうっ血」「肩や首の張りやこり」「背中の張り」「足の冷え」をその場で軽くすることである。

　患者のからだが訴えている声を聞き、「からだの声」が望む治療をすればよいだけである。治療によって「頭のうっ血」「肩や首の張りやこり」「背中の張り」「足の冷え」が軽くなれば、患者のからだが喜ぶのだ。そうすると、患者も自然に笑顔になる。時には笑いが止まらなく

なることもある。

　このような治療を受けた患者は、「爽快な気分です」「お風呂上がりのようです」といった感想を語ってくれる。患者の「からだの声」が望んでいる結果を出してやれば、おのずと患者が目を輝かせて話をしてくれる。

　「ひざが痛ければ、ひざの痛みをとる」という治療は、対症療法の域を出ていない。患者自身が気付いていない「からだの声」というか「からだの悲鳴」を聞き取り、からだが喜ぶ治療を目指してほしい。「頭のうっ血」「肩や首の張りやこり」「背中の張り」「足の冷え」が軽くなれば、ひざの痛みも軽くなり、よく眠れるようになる。

　その場で治療効果を出すと同時に、根本原因であるストレスや運動不足、食事の誤りなどを、自分で改善するように指導する。患者が実行していれば、次回の来院時には、「からだの悲鳴」も小さくなり、急速に患者のからだが治癒に向かっていくのである。

<2010年4月発表>

21世紀の医療に向けて

2006年頃から始めた「つむじ療法」は、頭部にある留滞、背部から足先までに走る白黒の線、シミ、ホクロなどを目安に、治療点の繋がりである「線」を見つけることから始まった。

その後、「つむじ療法」に刺絡療法を加え、さらに「ふくらはぎ療法」とも合体した。

2009年の暮には、この「線」は、交感神経優位の患者と副交感神経優位の患者では違うことが分かってきた。さらに、主として治療する部位も、交感神経優位の患者と副交感神経優位の患者では、異なることも分かってきた。

交感神経優位の患者は上半身は後面が治療の中心で、副交感神経優位の患者は上半身は前面が治療の中心である。そして、下半身に至る「線」と、下半身の主として治療する部位は、鼠径部を中心に螺旋を描くように反転していく。交感神経優位の患者は下半身の前面が治療の中心で、副交感神経優位の患者は下半身の後面が治療の中心になる。

この発見によって、劇的に治療効果が上がり、治療時間も短くなった。治療は進化し、変遷してきたが、患者をよく観て、診て、聞いて、手で触れる「手当て」によって生まれたのである。

2010年には、江戸時代の漢方医・吉益東洞（1702〜1773年）が唱えた「万病一毒説」に結びついた。「万病一毒説」とは、「万病は唯（ただ）一毒、衆薬は皆毒物なり。毒を似て毒を攻む。毒去って体佳なり」といって、すべての病気がひとつの毒に由来するとする考えである。そして、この毒を制するため、強い作用をもつ峻剤（効き目の早

い漢方薬）を用いる攻撃的な治療を行った。

　私も「万病一毒説」には賛同するが、つむじ療法と刺絡療法の合体療法は、「毒をもって毒を制する」のではない。己の体内に溜まった老廃物を、自分の力で排泄させる技である。漢方薬も含めて薬をいっさい使わないので、薬害はまったくない。

　私事となるが、2001年6月に心不全、脳梗塞、狭心症となり、7月に狭心症の手術を受けた。

　2002年の9月頃からは、強烈なうつ病となり、3年間は死ぬほどの苦しみを味わった。これは、服用した精神安定剤による薬害を、身をもって知るための勉強であった。

　2008年暮より肝障害が起き、2009年4月には胆石による黄疸（ビリルビン 5.5mg/dℓ）が出現した。しかし、約2週間で黄疸を消失させた。この間は、1日も休暇を取らず仕事を続けた。これは、2008年の暮から服用していた漢方薬のおかげもあるが、自分自身に行ったつむじ療法と刺絡療法の合体療法による「毒出し」のおかげであると自画自賛している。

　ひるがえって、現代の西洋医学の状況を見ると、パソコンの前に座って、斜めの位置から患者を見て、「手当て」の治療は皆無である。患者を触りもせずに、検査値によって薬の処方を決める。これでは「百害あって一利なし」であり、患者の心に響く治療はできない。

　私が10歳くらいの頃の冬、祖母が毎朝、氷を割って念仏を唱えながら水垢離をしていた。こうして身を清めてから、悩める人に接していたことが、今私が考えている「身を清める」ということと妙に符合してくる。

　私が言えることは、「治療について言うはやすいが、行うは難し」と

いうことである。勉強すれば理論で人を説くことはできるが、病を治すのはたやすいことではない。

昔から、富士山や御嶽山などの霊山に山岳修行する修験者たちは、「六根清浄」を唱えながら山に登ってきた。「六根」とは、「眼根、耳根、鼻根、舌根、身根、意根」のことで、「視覚、聴覚、嗅覚、味覚、触覚の五感に加え、精神・心などといわれている第六感」である。

『大辞林』によると、第六感とは、「五官以外にあるとされる感覚で、物事の本質を直観的に感じとる心の働き。勘やインスピレーションのようなもの。六感。」と書いてある。私は、第六感とは、感性そのものであり、「気」と「心」と「智恵」の集合感覚であると思っている。

治療家も、修験者のように己の心身を清めれば、五感(あるいは六感)が冴え渡り、難病といわれている病気の治療が可能となるはずである。

最後に、斉藤章先生(元東北大学医学部講師)の言葉を述べておく。「すべての研究は正しい認識においては無限の可能性が予約されるが、誤った認識においてはすぐ壁に突き当たって一歩の前進も許されない」

医療界が早くこの誤りに気付けば、膨大な医療費が削減可能となる。さらに、体内の毒を出すことによって若返り、寿命が延びる技になる「21世紀のエコ治療」にたどり着けるはずである。

< 2010年3月発表 >

斉藤 章

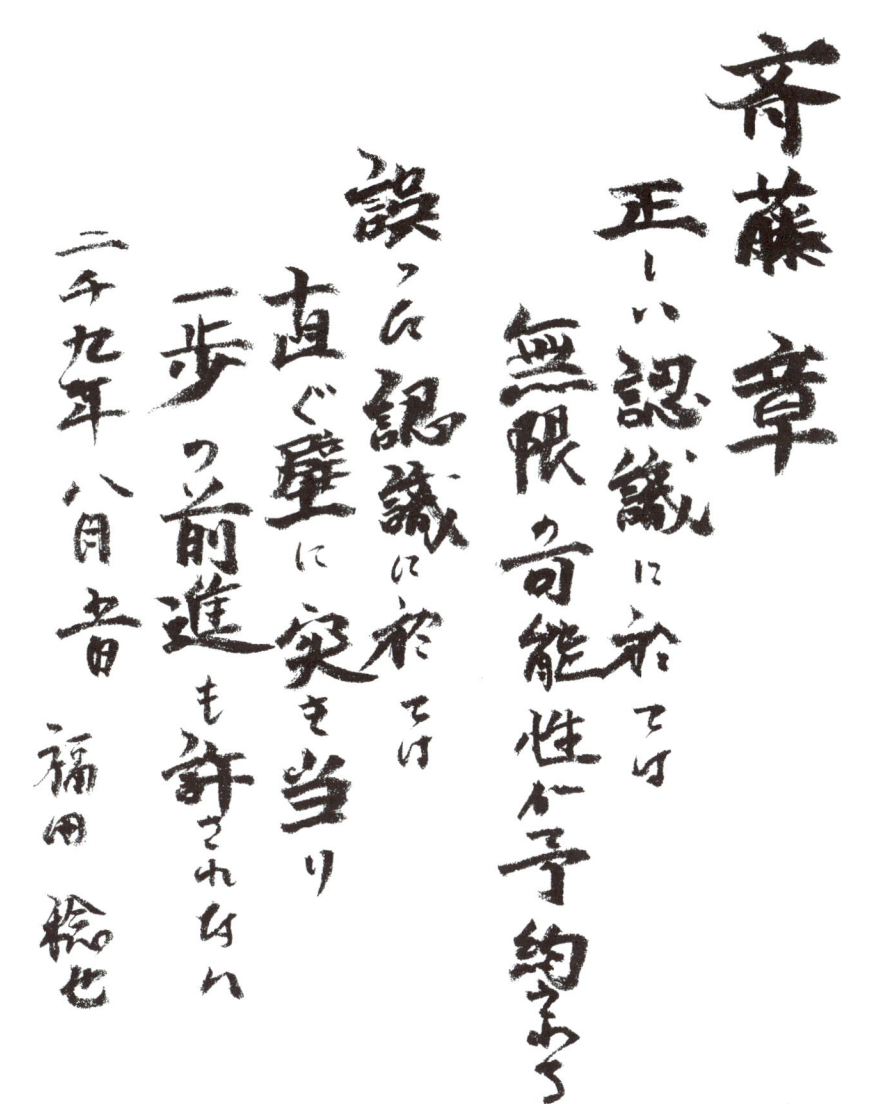

正しい認識に於て
無限の可能性が予約される
誤った認識に於て
直ぐ壁に突き当り
一歩の前進も許されない

二千九年八月吉日 福田 桧七

第5章 治療家心得編

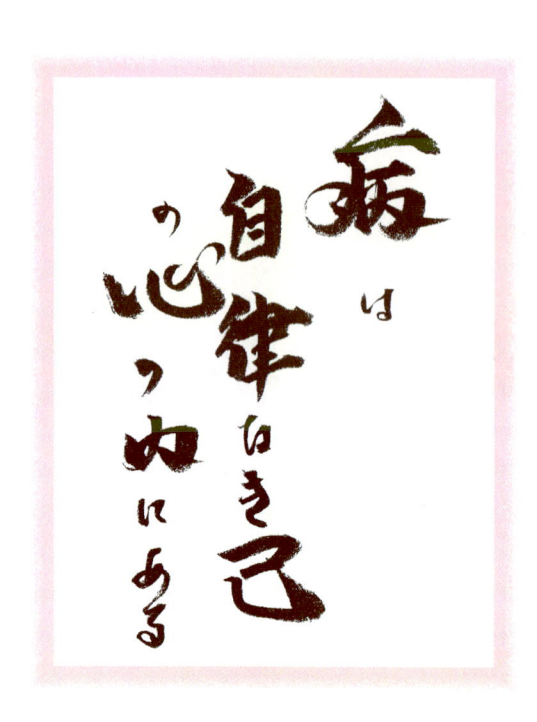

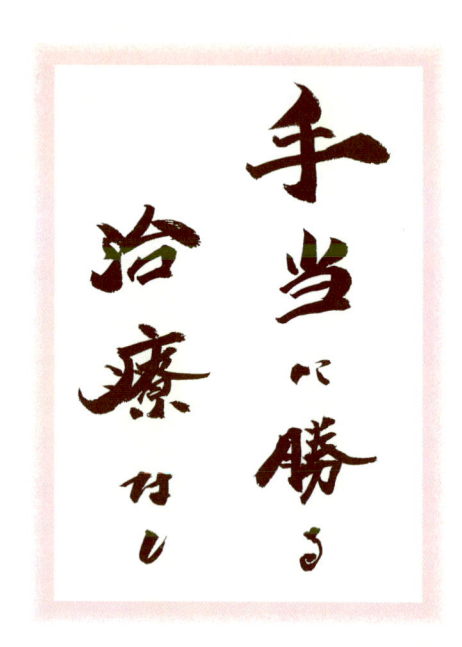

福田稔直筆名言録

病は自律なき己の心つめにある

手当に勝る治療なし

病は治るようになっている

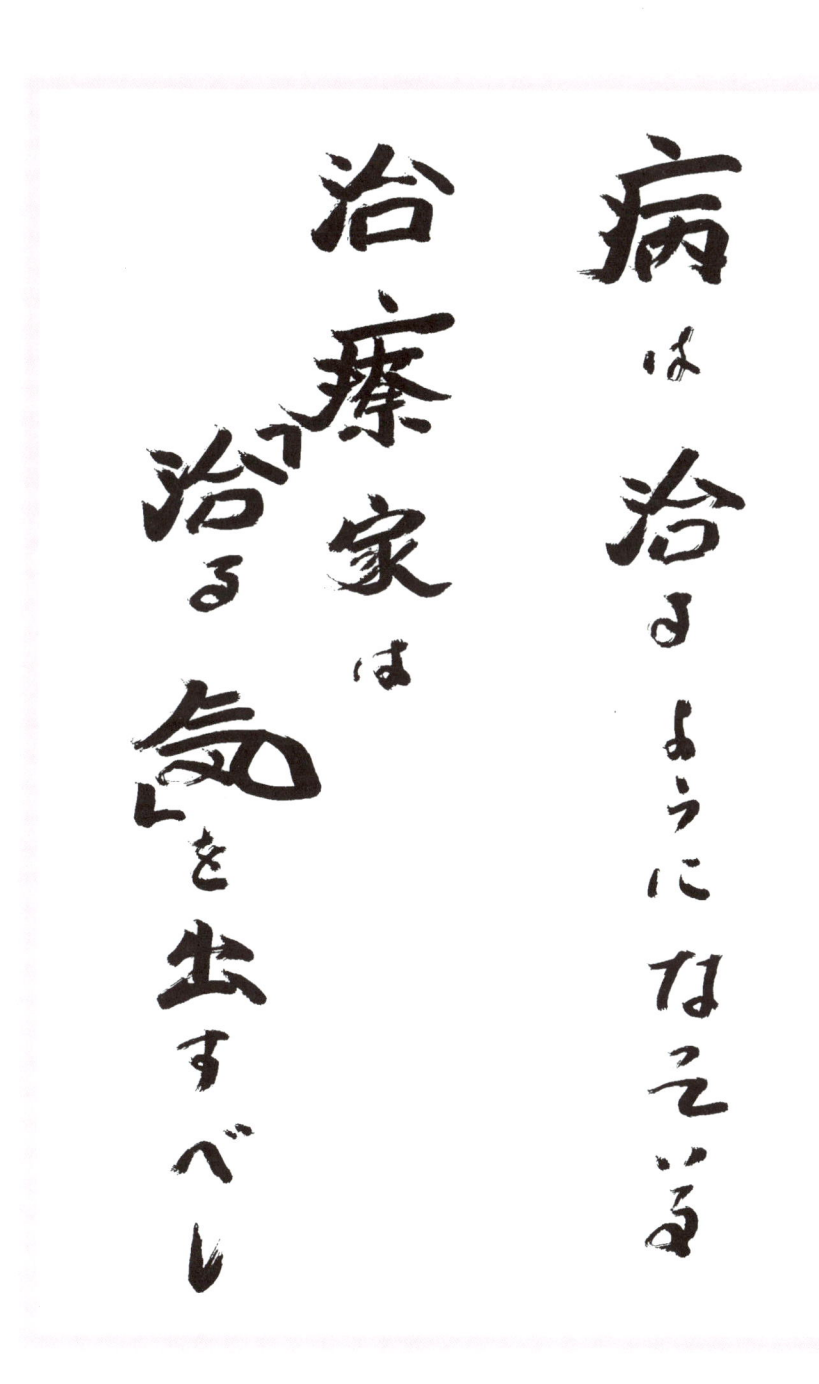

治療家は治る気を出すべし

第5章　治療家心得編

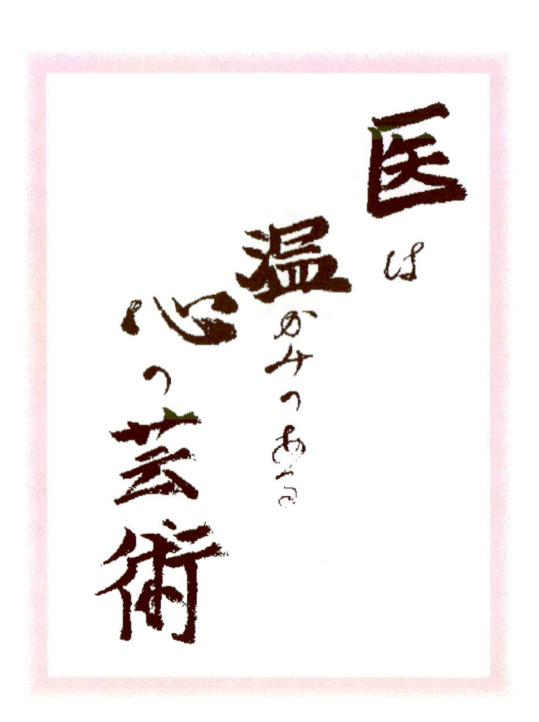

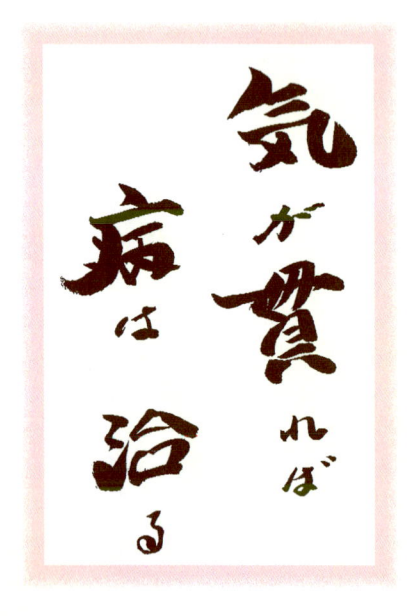

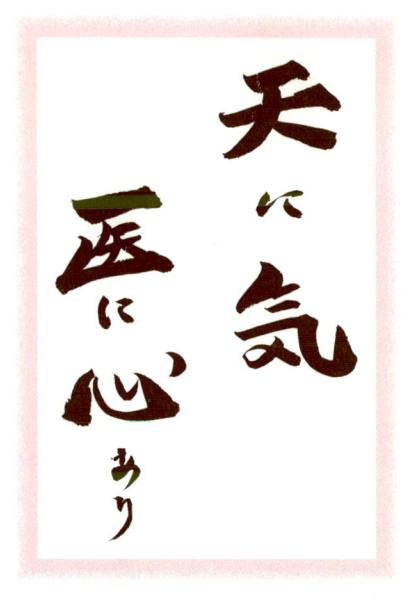

医は温かみのある心の芸術

気が貫れば病は治る

天に気　医に心あり

医学における
我が師
患者

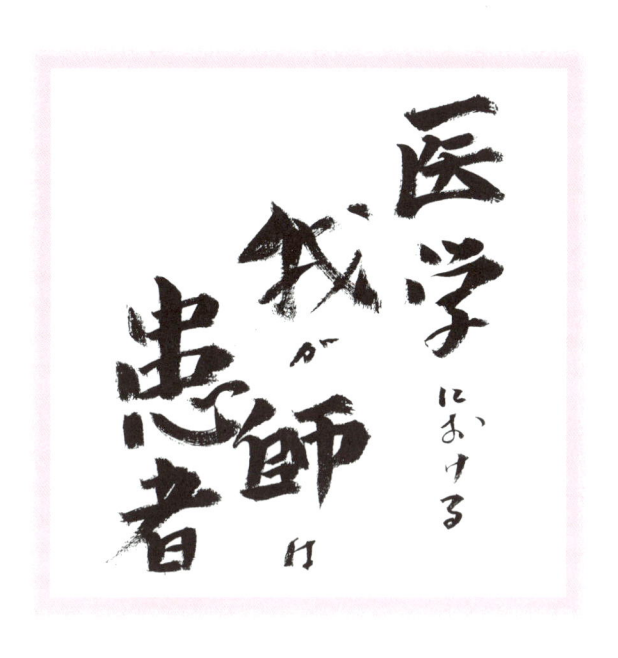

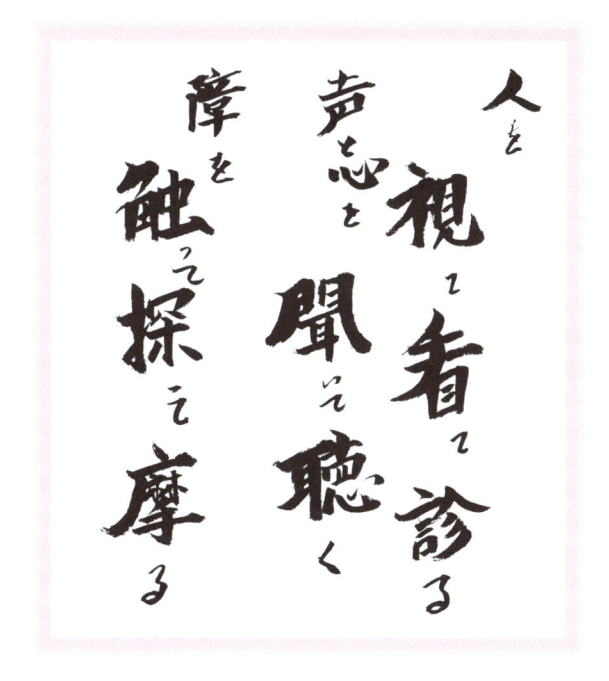

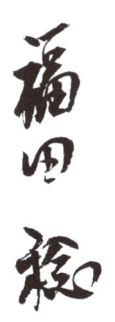

人を 視て 看て 診る
声を心を 聞いて 聴く
障を 触って 探て 摩る

福田 靭

第5章　治療家心得編

父福田稔の思い出
娘から見た父、治療家として見た父

社団法人 気血免疫療法会理事　鳴海理恵

何度も苦境を乗り越えて

　学生時代の私は、父に何が起こっているのかを知ろうともしないほど無関心でした。休暇中に帰省した時、シミだらけになった父の背中を見て、ふざけ半分で母に「なんでこんなにシミだらけになっているの」と聞くと、「ストレスなの、勤務先の病院は辞めなきゃならないし、周りの友達は離れていくし、全部ストレスが原因なの」という母の答えをよく覚えています。当時は何のことだろうくらいにしか感じませんでしたが、免疫治療を世に問い始め、薬や手術を危険視した言動で、父は病院には不要の人間となっていたのでした。それまで一緒にゴルフや飲みに行っていた医師仲間はいなくなり、父はとても孤独な状況に置かれていたと思います。それでも自分は負けまいと必死に肩肘張っていた姿は忘れられません。

　正直でまっすぐなのはいいのですが、破天荒で自由過ぎる父は、時に暴言、失言と受取られるような発言もあり、誤解されることも多かったと思います。でもその心のまっすぐさこそ、ほかの人には見えていないものを見いだすことと繋がり、その純真さが世の中に敷かれている常識をも覆し、何かを見いだせる理由だったのではないかと思うのです。純粋、純真、まっすぐ過ぎるから、時には人も傷つけるし、

また傷つけられる。父は、自分に正直過ぎたのです。私はそんな父を見ていて、うまく望む方向へ進んでほしいと願っていました。

その後、父は病院を辞め、免疫治療を始めて必死に結果を出そうとしていたその最中、脳梗塞と狭心症で倒れてしまいました。

言葉がうまく出せなくなるというハンディを背負い、誰もがもうこのままこの状態が続くのだろうと考えていました。でも父は負けませんでした。一日も欠かすことなく新聞を声に出して読み、諦めなかった。その結果、また勉強会や治療に復帰することができました。その精神力は人として、また治療家としても尊敬できることだと思います。

親子で共通する治療の感覚

治療家として父を見る場合、親子のせいもあるのか、共通点を多々感じることがありました。変な話なのですが、父も私も、治療となると、相手のからだに入り込んで自分が患者に乗り移るかのような勢いで動いてしまいます。すると無心になり、手が先に動いてリードしてくれるのです。「手が先に進んでしまうんだ」と父もよく言っていました。「からだが教えてくれるから、こちらが形を変えて相手に合わせるだけだよね」という、あまり他人なら理解されないような話にも、「そうなんだよ」とあっさり共鳴してくれた父、なんだか安心した気持ちになったものです。

患者さんには見せませんでしたが、治療後、父の体力の消耗ぶりは半端ではありませんでした。父もそれに気付いていたのだと思いますが、「絶対自分自身（治療家自身）の毒を抜け！でないと自分がダメになってしまうからな」という注意もよく聞きました。

「すべてを捨てろ」と父は常々言っていましたが、無心になるという

こともそれに近いことだと思います。自分の持っているものを人はなかなか捨てられないものですが、一回知識や常識といわれているものを脇に置いてみる、それだけでもいいのではないでしょうか。

「気をもって治療しろ」ということは、自分の知識やプライドのようなものを一旦捨てて、本当に素になって相手のからだと真剣に向き合ってみる。するとからだが出すいろいろなサインが素直に見えてくる。そういうことなのだと思います。今でも、父が言っていた意味はこのことだったのかと気付くことがよくあります。「データではない、からだが出すサインを読み取れ、そのためには無心になって相手にぶつかれ！」そんな究極的にシンプルなことを伝えたかっただけなのでしょう。

父の言葉に助けられる

　父との思い出に関しては、私が治療家になろうと決心してからの印象がやはり強く残っています。治療家を私が志すにあたり、周囲は反対の意見が強かった。「普通にやればいいじゃない、それをやって何になるの」など、まるで人の道に外れるかのような批判的な意見に私は苦しめられていました。

　けれど、父は違った。一言、「ふーん、お前に合ってるよ！いいじゃん！」そのライトな回答を受けて私の中の曇りはぱっと晴れました。そして「やっとお前はお前の道を見つけたんだな」「お前はもがき苦しんでやっと見つけたんだ」とも言ってくれました。普段の父は、人に優しくするようなタイプでは全くないのですが、こういう時はなぜか、苦しみを解き放ってくれるようなセリフがふっと口から出てくるのです。妙にカンのいい、しかも計算尽くではない、そんな父の言葉が私

を何度も救ってくれたのを思い出します。

　最初から独立して働くことを決めていた私は、自分の感性を信じながらも、迷うことは多々ありました。そんな時だけはちゃっかり父を頼ろうと思い電話をすると、やはり自分の気持ちを取り戻せました。「お前は間違ってなんかいない」「お前の信じることが嘘だと思うのか？　正しいと思っているなら、ちゃんとやってあげればいいんだよ、それをできるのはお前しかいないんだから」と一瞬にして私の心を正常に戻してくれるのです。父を尊敬する発言をあまりしない私ですが、いつもこのタイミングでこのセリフを言える父に本当に感心しました。

　普段は母親寄りの私ですが、本当の気持ち、そしてからだに対する考えや想いはなぜか父とぴったり意見が合う。世の中の常識に押しつぶされそうになると、私にまた自信を取り戻させてくれる、そんな父の存在があったからこそ、私も治療家としてやってこれたのだと感謝しています。

　そして、本当に強く残っている印象は、父はただただ治療が大好きだったということです。最後までどんなに自分の具合が悪くても、患者の治療となると目の色が変わり、「どうしても治療したい、俺から治療を取ったら何が残る、好きだからやっているんだ」と語っていた姿を思い出します。本当に父のこの純粋な治療への思いだけが、父の活動のすべての原動力だったという気がします。

福田稔が目指したもの

　父の成し遂げようとしていたことは「医療を変える」ことでした。
　それは「人間は治るようにできている」ということを皆さんにご理解いただき、人間が本来持っている治る力を引き出す真の医療の普及

でした。

　父は「この治療は確実に人の役に立つ、人間はもっと治る力を持っている」という信念を強く持っていたので、10年以上、誰か自分以外の者にも治療ができるようになってもらいたいと、いろいろと試みてもきました。ところが治療を教えていくにあたり、自分の思うように治療法が伝わらない。いつの間にか「あれは神業、あの先生だからできる」というような偶像化されてしまうこともありました。

　しかし多くの人の協力によって気血免疫療法会を立ち上げ、治療家を育成する塾を生前に開講するところまでこぎつけました。志半ばで他界いたしましたが、開塾を無事見届け、父の喜んでいる姿を見ることができたのは幸いでした。

　私を含め気血免疫療法会会員一同は今その思いを引き継ぎ、気血免疫療法にかかわる人材の育成に努め、一人でも多くの患者様の助けになるように、気血免疫療法を普及、発展させていきたいと考えています。

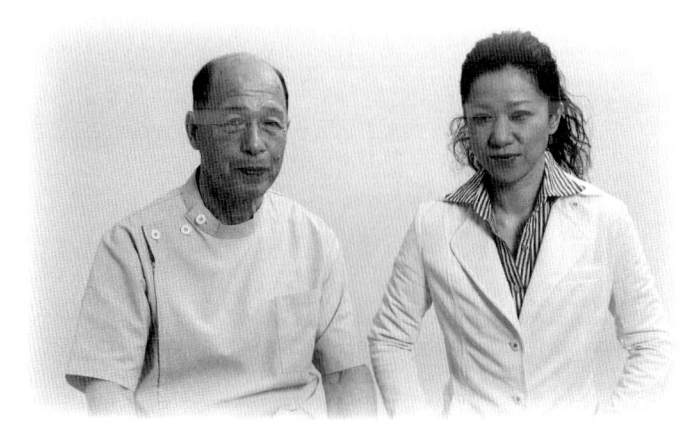

福田稔氏と鳴海理恵氏（撮影／松田敏美）

あとがき

〜破天荒で不世出の臨床家、福田稔先生〜

　福田稔先生は、破天荒な医師であり、不世出の臨床家であった。「福田－安保理論」の創造や「つむじ療法」の開発など、たぐいまれな業績だけを指してそう言うのではない。先生を生んだ時代と状況もまた二度とないまれなものであった。先生が生まれ育ったのは、日本が貧困から脱するために他国に戦争を仕掛け、破滅してゼロからやり直そうとしていた荒廃の時期だった。豊かさとは縁遠い生活の中で、何も外からは与えられず、その代わり今ほど管理社会でなかったので、持っているものとしたらほかにない若者たちは、からだのエネルギーをほとばしらせて未来を切り開こうとした。自由に生きることを半ば強いられた時代だった。

　医学生が置かれた状況も似ていた。医師は権威を保ち、学閥が席捲し、封建的な「白い巨塔」の支配関係が横行していたが、それに巻き込まれさえしなければ患者に尽くす医師になるために修業する余裕は残されていた。今ほど膨大な医学用語を頭に詰め込まなくてよかったし、データ解析と合理的推論の能力ばかり求められ、からだを忘れた人間コンピュータになるよう追い込まれることもなかった。

　第２次大戦後の戦後史につかの間、亀裂のようにぽっかり空いた状況を奇貨として、裸馬に乗り野原を疾走していた福田少年の野生の魂は、医師、臨床家として強く羽ばたいたのである。患者さんのためとあれば、西洋医学であれ東洋医学であれ、江戸の思想であれ現代の技術であれ、取り入れる柔軟

あとがき

で強靱な精神、患者さんを全身全霊で怒鳴り、共に喜び、激励する信念の発露、そして人のいのちを犠牲にして利益をむさぼる医療産業への容赦ない一喝、こうした先生のたたずまいは、東西に古くから伝わる伝説の名医の生き方そのものであった。

　福田先生のような医師、臨床家はもう二度と現れることはないだろう。先生は、よき臨床家とは何かを模索する医師、鍼灸師にとって、また、病む者を決して見放すことなく寄り添う医療者を求める患者さんにとって、永遠のモデルであるだろう。日本の、そして世界の医療が正されるべき多くの問題を含むならば、福田稔先生の名前は、その革命のために半生を捧げた人として、歴史に刻まれるだろう。

　福田先生の訃報を告げる斉藤季子さんの電話を受け取ったのは、2014年4月7日の午後9時過ぎ、東京下町の私鉄駅のホームにいたときだった。一瞬、辺りが暗くなり、わたしは立ち尽くしていた。この夜、新聞記者をやめて鍼灸学校に入り卒業した知人と祝杯をあげ、「福田－安保理論」の鍼灸術にとっての価値と福田先生の臨床が宿している古代鍼灸の面影について、語りあったばかりだった。

　訃報の訪れは、予感できていなかったわけではない。1月18日、JR目白駅近くの気血免疫療法鍼灸院における健康相談会が終わり、帰ろうとしていたわたしを、福田先生は「話があるんだ」と呼び止め、階下の喫茶店に誘ってくださった。話の内容はいつもの調子だった。「いやあ、こんな面白い治療はないね。薬を使わなくても治るんだ。薬漬けの医療は患者を殺す。医療を変えるために、松田さん、がんばるしかないよ。俺の医療がこれからどう発展するか、楽しみだね」「マクロファージが10％以上の人が、がんでもどんどん治っていく。そして、マクロファージの値の高い人は、つむじが真ん中にある人が多い。これは何だ。何かあるぞ。こういうことも、今の免疫学は分かっていない。まだまだ、新しい研究分野があるはずだ」。30分余、ひとしきり語り終えると、紅茶とマドレーヌを味わっていた先生は、「きょう

234

は甘い物を食べ過ぎた」と笑って立ち上がり、「じゃあ、松田さん、またな。よろしく」と言って、エレベーターに向かわれた。

その足どりは心なし緩慢だった。「俺は肝機能のγ－ＧＰＴの値が1000以上あるんだ。よく生きていられるよ。この治療のおかげだ」という言葉も気になったが、翌日、先生は新潟に帰宅され、二度と上京されることはなかった。

わたしは、2001年に、ルポ『鍼灸の挑戦』(岩波新書)の元になった取材で先生にお会いしてから、いつか先生の人格と技術を浮き彫りにした本を出したいと願っていた。その願いの一部が実現したのは、2010年9月号の『東洋医学鍼灸ジャーナル』誌(緑書房・現休刊)の対談においてであった。そこでわたしは、先生の開発された気血免疫療法の思想と技術を、中国3000年、日本1500年の鍼灸医療史に位置づけようとした。

当初より「福田式」は、西洋医療からだけでなく鍼灸医療からも一線を引き、正統な鍼灸術とは異なるものと認識されていた。けれど、わたしの目には、福田先生の診断、治療およびそれを支える医療思想は、日を追って鍼灸術に近づいていたし、古代鍼灸の原型がそこから流れ出る源泉のように見えたのである。直感と感性のおもむくまま無手勝流に展開される福田先生の療法を鏡に、現代の鍼灸医療が失いつつある、患者さんを見て・感じて・触るという原初のわざを照らし出してみよう。それが現在まで、一貫したわたしの「福田式」を見つめるテーマとなった。

幸いにも先生は、わたしとの継続的な対話をたいへん喜んでくださった。先生は予期しない話題の展開を楽しむ好奇心旺盛な方である。それだけでなく、先生もまた、この国で先駆的な仕事をする人のだれもが感じる孤独を味わっておられたのだろう。鍼灸術も先生の「俺の医療」も、刺したり押さえたり補寫したりの技術だけで成り立つものではない。根底には哲学があり、生命観、自然観があり、宇宙論やスピリチュアルな宗教性がある。そうでなければ、生死の境に彷徨する患者さんに寄り添い、励まし続けられるわけが

あとがき

ない。にもかかわらず、西洋医学、東洋医学を問わず、医療界を制するのは、人が宇宙に生かされていることにも、人と宇宙は気によって繋がることにも無関心で、歴史や先人の知恵から学ぶこともせず、目先の治療技術のマニュアル的な適用が医療だと信じて疑わない人々が大半である。それに対する悲しみを先生は語り、わたしは憤りをもって応じた。

十回を超えて行った全対話の核心部を再構成し、出発から現在に至る気血免疫療法の全体像を対談形式で記録しようとしたのが第2章である。

第1章、3章、4章では対談では充分示せない「福田－安保理論」の解説、気血免疫療法の磁気針の使い方の紹介、「爪もみ」療法のやり方、そして「福田式」の治療を受けた患者さんの体験談などを練り上げている。

本書は、今後、「つむじ治療」の応用を志す医師、鍼灸師、そして患者さんが、先生の迫力のある肉声を感じ取りつつ学ぶことのできる技術指南書にもなっているはずである。

先生は誰よりも嬉しいことを嬉しいと即座に表現される方であり、そのひょうきんな笑顔が周りの人々を癒してきた。先生に近づく者は、患者さんを含め、みんな、先生を喜ばせ、笑顔に接して元気になろうとしてきた。わたしも、「先生、本ができました」、こう言って手渡した時、先生の一見、厳しいお顔が輝かれ、その光に癒されることを楽しみにしてきた。お会いできなくなってからは、貯まった録音データを整理し、資料の発掘に努め、対談構成の練り直しに時間を費やした。わたしは、拙速であってもこの作業を早めるべきだったかもしれない。けれど、先生はきっとこう言うだろう。

「すべては神の計らいだ。人が病むことも病みから癒されることも、甦るための自然治癒力を内在させていることも。人生はすべて奇跡であり、だから何も考えるな。神の計らいを有り難く受け止めよ」と。こうして、いま先生の宝物のような言葉が一冊の書物として遺されるのも、神の計らいであり、奇跡なのである。

本書の完成は、多くの方々のご協力のたまものである。サンワヘルスデザ

インの橋本大旗さん、ソーケンメディカルの石渡弘美さん、坂本曜之助さん、矢崎俊一さん、雑誌『壮快』の小川潤二さん、ＦＭ西東京の飯島千ひろさん、唐木るみさん、新潟大学医歯学総合病院の渡邉真弓さん、そして福田先生の長女、鳴海理恵さんと夫の頼政さんには、資料の提供、原稿の点検などでご協力をいただいた。理恵さんから父であり師である先生の思い出を綴る玉稿を頂戴し、気血免疫療法士の岩田美絵さん、ライターの斉藤季子さんには、それぞれ第1章と第3章、第4章をまとめていただいた。これら福田先生を敬愛する方々のご尽力に心からお礼を申しあげる。

　最後に、患者さんの生きる力を支援する治療法の開発者、福田稔先生の人柄と思想、技術を未来に伝えたいという本書の意図をくみ取り、出版を引き受けてくださった静風社の岡村静夫氏、編集に携わってくれた真名子漢氏に深く感謝したい。

松田博公

■主要参考文献一覧

- 浅見鉄男著『21世紀の医学―井穴刺絡学・頭部刺絡学論文集』(近代文芸社)
- 安保徹著『人がガンになるたった2つの条件』(講談社)
- 安保徹著『免疫力で理想の生き方死に方が実現する』(さくら舎)
- 安保徹、福田稔、永野剛造著『非常識の医学が病を治す』(実業之日本社)
- 池田知久著『荘子全訳注(上)(下)』(講談社)
- 石川洋一著『万病に効くふくらはぎマッサージ』(マキノ出版)
- 石田秀実ほか監訳『現代語訳 黄帝内経素問(上)(中)(下)』(東洋学術出版社)
- 石田秀実ほか監訳『現代語訳 黄帝内経霊枢(上)(下)』(東洋学術出版社)
- 近藤誠著『抗がん剤だけはやめなさい』(文藝春秋)
- 近藤誠著『がん放置療法のすすめ』(文藝春秋)
- 道元著『典座教訓・赴粥飯法』(講談社)
- ヒルデガルト・フォン・ビンゲン著『聖ヒルデガルトの医学と自然学』(ビイング・ネット・プレス)
- ビクトリア・スウィート著『神様のホテル 「奇跡の病院」で過ごした20年間』(毎日新聞社)
- 藤木俊郎『素問医学の世界』(積文堂)
- 福田稔監修『免疫を高めて病気を治す「爪もみ」療法』(マキノ出版)
- 福田稔著『病気が治る人の免疫の法則』(WAVE出版)
- 福田稔著、安保徹協力『自律神経免疫療法入門』(三和書籍)
- 福田稔著、安保徹協力『奇跡を起こす驚異の免疫療法』(ソフトバンククリエイティブ)
- 福田稔、福田理恵著『病気は血流をよくして治す』(実業之日本社)
- 松田博公著『鍼灸の挑戦』(岩波書店)
- 松田博公著『日本鍼灸へのまなざし』(ヒューマンワールド)
- 松田博公著『松田博公対談集 日本鍼灸を求めてⅠ・Ⅱ』(緑書房)
- 山田慶児『歴史の中の病と医学』(思文閣出版)
- 朱兵「経絡有舶来的成分嗎?」中国鍼灸 2005年10月号(インターネット)
- 花輪壽彦北里大学東洋医学総合研究所所長「漢方医人列伝・後藤艮山」(ラジオNIKKEI 2009年9月23日放送)、「漢方医人列伝・吉益東洞」(同 2010年1月27日放送)
- Peter T.Dorsher「The Neuroanatomic Basis of The Acupuncture Principal Meridians (経脈の神経解剖学的基礎)」(インターネット)
- 『東洋医学鍼灸ジャーナル』2010年9月号(緑書房)

■著者プロフィール

福田 稔（ふくだ みのる）　医師

　1939年、福島県生まれ。新潟大学医学部卒、1967年、新潟大学医学部第一外科入局。免疫学の安保徹氏と「福田―安保理論」を打ち立て、1996年より自律神経免疫療法を始めて、自律神経免疫治療研究会理事長を務める。2013年気血免疫療法会を設立。2014年4月7日逝去。
　『人間は、治るようにできている』（マキノ出版）、『非常識の医学』共著（実業之日本社）『自律神経免疫療法入門』（三和書籍）など、著書多数。

松田 博公（まつだ ひろきみ）　鍼灸ジャーナリスト

　1945年、神戸市出身。国際基督教大学卒。東洋鍼灸専門学校卒。明治国際医療大学大学院鍼灸学専攻（通信教育課程）修了。元共同通信社編集委員。
　全国約80人の鍼灸師のルポ『鍼灸の挑戦』（岩波新書）で、第19回間中賞（医道の日本社主催）を受賞。『日本鍼灸へのまなざし』（ヒューマンワールド）で日本伝統鍼灸学会創立40周年記念賞を受賞。対談集『日本鍼灸を求めてⅠ・Ⅱ』（緑書房）、編著に『柳谷素霊に還れ』（医道の日本社）などがある。

■一般社団法人　気血免疫療法会

2013年　福田稔の施術法『気血免疫療法』の普及、発展を目的に設立。
「人間は治るようにできている」という理念のもと、以下の活動を行っている。
- 患者様の治療のためのVE&BI治療院の運営。
- 気血免疫療法を習得するための塾の運営、およびそれに伴う資格の発行管理業務。
- 気血免疫療法の普及のための講座の運営、およびそれに付随する各種イベントの主催。

＜お問い合わせ先＞
TEL：03-3953-1337
MAIL：kiketsukai@gmail.com
Blog：http://ameblo.jp/kiketsukai/
Twitter：https://twitter.com/kiketsukai
HP：http://www.fukudaminoru.com/

福田稔の気血免疫療法　やらんばなるまい医療革命!!

2014年12月20日　第1刷発行

著　　　者	福田稔　松田博公
執 筆 協 力	岩田美絵　斉藤季子　鳴海理恵
写　　　真	AMBER PHOTO　小野智光　松田敏美
発 行 者	岡村静夫
発 行 所	株式会社静風社
	〒101-0061
	東京都千代田区三崎町2丁目20-7-904
	TEL 03-6261-2661　FAX 03-6261-2660
	http://www.seifusha.co.jp
協　　　力	FM西東京
本文・カバーデザイン	有限会社オカムラ
印刷／製本	シナノ書籍印刷株式会社

©Kiketsumenekiryouhoukai, Hirokimi Matsuda
ISBN978-4-9907537-0-2
Printed in Japan
落丁、乱丁本は弊社送料負担にてお取り替えいたします。

本書の複写にかかる複製、上映、譲渡、公衆送信(送信可能化も含む)の各権利は株式会社静風社が管理の委託を受けています。

JCOPY 〈(社)出版者著作権管理機構 委託出版物〉

本書の無断複写(電子化も含む)は著作権法上での例外を除き、禁じられています。複写される場合は、そのつど事前に、(社)出版者著作権管理機構(電話 03-3513-6969、FAX 03-3513-6979、e-mail : info@jcopy.or.jp)の許諾を得てください。